拒絕延命治療與安寧療護之探討

蔣蕙芬◎著

誌謝

　　本篇論文的完成要感謝的人很多，首先要感謝的是淡江大學胡慶山博士的指導，讓蕙芬在相關領域的知識上受益匪淺。在蕙芬住院期間，篤信基督教的胡教授還不忘叮嚀許多北醫院內的弟兄姊妹來為我的健康禱告，在胡教授的鼓勵及樹人家商莉莉老師、311辦公室同仁每天一瓶雞精調養，倍儀老師、倩玉老師、若君老師精神上的激勵下，這篇論文才能順利的寫作完成。在那段插管、身體虛弱的日子，能有您們大家的溫情關懷，蕙芬內心無限感恩。尤其家人及倍儀妹在開刀房門外一整天，口中不停的念著金剛經的心意，還有捐血給我的十多位陌生人士，因為有您們的愛心與付出，蕙芬才有機會健康的回到生命的軌道上，為工作、學業及未來的人生繼續努力。

　　十五年來，腫瘤彷彿野草般「春風吹又生」不停地折磨我的肉體及心靈，期間不斷進出醫院，金錢上的花費、門診久候的無奈、對侵入性檢查的恐懼、被名不符實的名醫誤診……讓我看盡了病患的弱勢與無助。中國有句俗諺：「久病成良醫」。相信這十幾年來的經驗一定可以為病患做些什麼。雖然這篇論文只是我想研究的領域中的一小部分，但慶幸自己站在中等教育的崗位上，有機會在講台上將「病患人權」的知識化成一粒粒種子，在校園裡與其他學科的智慧種子一起播下，未來可以寄望這些種子成長茁壯，永續不斷的繁衍

下去，讓所有的病患都能在良好的環境中、正確的國家政策下，受到尊重與照護。

非常感謝父親，用最好的身教培育出我健全的人格及耐力，讓我在繁忙的工作下、病弱的喘息中，仍舊可以用毅力兼顧學業、面對疾病的折磨，順利完成碩士學業。雖然父親感情內斂不善表達，可是蕙芬所感受到的父愛卻是無以言諭的。父親所給的不是金錢物質的享受，而是實踐人生過程中最重要的人格、思想及行動力，因為有您，蕙芬才能在任何場合呈現出最好的表現。這端正的品德、正確的人生觀，就是您給蕙芬的最好珍寶。蕙芬今後除了珍惜得來不易的健康，也會在工作職場上力爭上游，將自己的能力發揮到極致，以身教帶領好每個學生，努力培育能為國家所用的棟樑之才。

最後感謝淡江大學日本所許慶雄博士、東海大學法律系教授蕭淑芬博士為我的論文提供許多寶貴的意見與指導，北醫婦產科主任張景文醫師，淡水馬偕紀念醫院安寧療護示範中心鍾清惠社工師百忙中接受訪問，還有淡江大學日本研究所的同學們、樹人的孩子們、無數日本及台灣陌生的朋友們協助問卷的填寫，感謝所有曾在我生命中協助過我、洗滌我心靈的朋友，因為有您們的支援、扶持，蕙芬才能為病患人權貢獻棉薄之力，人生因此而倍增色彩。祝福大家健康喜樂。

蔣蕙芬　謹誌

民國九十三年六月三十於米蘭書齋

自序

　　隨著醫療科技的進步，醫院分工越來越細密，「以人為本，視病猶親」的精神理念，有被功利主義淹沒的趨勢。然而，醫療的主體畢竟是「人」而非機器，倘若一切都以商業掛帥，漠視病患人權，那麼對弱勢病患而言，醫院就成了一座「白色巨塔」高不可攀了。二○○五年新春所發生的邱小妹人球事件，讓我們有機會檢討制度、反省醫德、正視病患人權，但不可否認，此事件不僅動搖了醫病之間本該互信、互賴的基礎，也突顯出病患人權被漠視的事實。在醫療科技進步，醫院越蓋越大，「白色巨塔」越築越高的同時，病患就醫的品質、人權的實踐是否也能一階一階的同步跟上？值得深思。

　　人權的議題範圍甚廣，本書以「病患自我決定權」為中心，探討拒絕延命治療與安寧療護，鎖定亞洲最先設立安寧療護醫院的日本進行研究，並對照台灣安寧醫療的現況。出版動機是希望透過研究，了解安寧醫療的意涵、發展的始末，藉以喚醒讀者對自身權益的關心、建立正確的病患人權知識，擺脫「好死不如歹活」的迷思。讓讀者了解，就醫時，除了應該受到醫療工作者尊嚴的對待外，對於治療過程、決策、方式，病患都有權參與討論、並表達出自己的看法與決定。全書雖以日本為研究對象，但對照台灣現況，更可以了解兩國在制度上的異同。文中引用文獻資料、問卷調查等所得數據，呈現兩國最新的安寧情報，希望本書能為提升病患人權貢獻微薄心力。

　　有部分不治且末期的病患，特別是癌症病患無法忍受肉體上的痛苦煎熬，或出於家人的不忍，因而提出安樂死的要求。事實上，減輕疼痛的醫學已經相當進步，病患可以與醫生討論如何減輕疼痛或選擇「安寧療護」來守護自己生命末期的尊嚴及品質。而「安寧療護」是以團隊方式，專業的協助病患及家屬，為病患把關末期的生命品質，尊重生命的自然凋零，而非協助病患安樂死。在人權高漲的時代，「安寧療護」機構所提供的全人照顧模式，值得透過教育的方式推廣，以培養國人正確的生、死觀念。對末期病患而言，此「身、心、靈」皆能兼顧的全人醫療模式可以提升病患生命的品質，勝過以人工儀器來重複瀕死過程。

　　生的開展與死的結束，本就是任何人都無法逃避的人生實境。我們若能培養豁達的人生觀，了解人性模式的臨終醫療，那麼終點將至，自然能坦然面對，經營生命的「質」感，也享受生死兩點間所有的無限可能。果真如此，到底是「好死不如歹活」的選擇忍受肉體上的痛苦，反覆的加工延命之後還是死去好？或是選擇拒絕延命治療，在醫療團隊與家人的關懷照顧下，尊嚴地、平靜地渡過人生的最後瀕死階段好？相信讀者自有智慧做出最適合自己的抉擇。

目錄

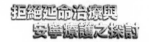
拒絕延命治療與
安寧療護之探討

第一章　緒論

　　日本著名的長壽雙胞胎「金銀婆婆」相繼以一百零七歲與一百零八歲高齡去世。「中國永遠的第一夫人」──蔣宋美齡女士與世長辭時，享年一百零六歲。她們一生皆橫跨三個世紀，年齡加總高達三百二十一歲，然而，即便再長壽，再如何的令世人稱羨，終究還是無法從生死恆律中脫離。生、老、病、死乃大自然的定律，萬物消長自有其循環的道理，生的開展與死的結束，是任何人都無法逃避的人生實境。

　　近年來，由於經濟發展、工商業發達，全球各地過度開發造成生態、環境的污染，加以各種生活壓力促使罹患各種疾病、癌症的患者逐年增加，能夠像金銀婆婆、蔣宋美齡女士般長壽，或一生無病無痛在睡夢中安祥辭世的福氣並非人人都能擁有。東方人延命至上的觀念加上醫生救命的天職、法律的規定[註1]，可以想像未來醫療現場將充斥著許多以「維生儀器」、「心肺復甦術」[註2]加工延命的臨終老人或瀕死的病患。而以「心肺復甦術」加工延命除了徒增病患痛苦外，死神依舊虎視眈眈，病患雖然「活著」，但生命已經如同沉入地平線

[註1] 例如台灣醫療法第43條條文提及：「醫院、診所遇有危急病患，立即依其設備予以救治或採取一切必要措施，不得無故拖延。」

[註2] 依照安寧緩和醫療條例對「心肺復甦術」所做的定義，「心肺復甦術」乃指：「對臨終、瀕死或無生命徵象的病患，施予氣管內插管、體外心臟按壓、急救藥物注射、心臟電擊、心臟人工調頻、人工呼吸或其他救治行為。」

下的夕陽──光彩盡失，生命的「質」因而蕩然無存。面對
如此的結果，到底是「好死不如歹活」的選擇忍受肉體上的
痛苦、反覆的加工延命之後還是死去？或選擇拒絕延命治
療，在醫療團隊與家人的關懷照顧下，尊嚴地、平靜地渡過
人生的最後瀕死階段？成為值得討論的議題。

「死亡最大的尊嚴，就是能維持臨終瀕死過程的生命尊
嚴」。如果病患無法痊癒，難逃一死，那麼心臟電擊、氣管內
插管、體外心臟按壓等「心肺復甦術」將擾亂病患瀕死過程，
徒增肉體上的痛苦，甚至將該等痛苦與折磨擴散到家屬。站
在人權的立場上來看，如果病患已經病入膏肓，知道自己大
限將臨，無論是心靈上、宗教上或哲學上選擇了「拒絕延命
治療」，基於尊重「病患自我決定權」的精神，其想要平靜等
待壽終正寢的決定應該受到尊重。

根據本論文所做的「日台病患人權問卷調查」結果顯示，
日本有百分之九十一點三，台灣有百分之九十四點六的問卷
回答者贊成生命末期時有選擇「拒絕延命治療」的權利。當
罹患癌症時，日本有百分之八十八點一的問卷回答者希望醫
生能告知，台灣則有百分之九十六點一的受訪者希望醫師能
誠實告知病情[3]。事實上，誠實告知病情是病患的權利也是醫
生的義務，除了可以協助病患選擇自己想要的治療方式外，
還可以幫助病患及早調適心情，規劃所剩不長的生命；思考
如何告別自己的人生，尊嚴的去世，除非病患曾清楚表明不
願被告知的意願。

---

[3] 問卷調查結果詳見附錄（二）及附錄（四）。

　　「生命」的意義不在時間活的長短，而是在生命的過程中實踐了多少生命的價值。我們不必等到自己受到絕症的衝擊，面對死亡時，或親密的人死得很痛苦時，才去觀察自己的人生。自然地接受老年及死亡為生命的一部分，視「生」為起點、「死」為終點，兩點之間有著無限的可能，唯有努力實踐生活的目標，才是令生命具有意義的關鍵。在中國哲學家莊子的生死觀中，生死如同春、夏、秋、冬四季運行一般，全是順著自然之理，故而莊子妻死，鼓盆而歌[註4]，然而，能像莊子般超然面對生命的凋零及「死」的議題者畢竟少數。若能像莊子般超然的面對生命，自我超越，視人之大化同於天地大化，或許面對臨終醫療會有不一樣的態度與選擇吧！

第一節　研究動機與研究目的

　　筆者與腫瘤奮鬥長達十五年，期間不斷進出各家醫院、嘗試各種治療方法、動過數次大小手術、被名不符實的名醫放棄過、也遇過只顧賣藥賺錢的庸醫，過程中隱私權的被侵犯、候診的不愉快、金錢的花費、時間心力的耗損令人深刻體會到病患的弱勢與無助。長期以來不斷地在思考該如何透過自身經驗對弱勢的病患貢獻出一己心力。研二暑假，再度因腫瘤痼疾大出血施行手術，由於已在淡江日本研究所修過

[註4] 莊子妻死，鼓盆而歌，惠子怪之，莊子曰：「雜乎芒芴之間，變而有氣，氣變而有形，形變而有生，今又變而有死，是相與為春夏秋冬四時行也。人且偃然於巨室，而我嗷嗷然隨而哭之，自以為不通乎命，故止也。」引自《莊子至樂篇——莊子哀妻》。

人權議題的課程，對人權有了概念，懂得保護實踐自己應有的權利。因此，打從踏進醫院開始，即化被動為主動，要求醫生針對病情、治療方式、手術風險、可能的後遺症等作充分說明，積極擺脫父權的醫病模式，不再如往昔的任由醫生單向決定。所有有關手術的事項都在有心理準備、有所理解下順利完成，並且與醫師建立起相當好的醫病關係。以往因醫師惜字如金而對手術結果未知的恐懼也不再存在。因為上述的經驗，使筆者對病患自我決定權的內容、權利範圍及其他相關議題產生研究興趣，想透過本論文的撰寫，釐清所有觀念，期望更加了解弱勢病患應有的人權，提升大眾對病患人權的關心，進而確保病患人權的實踐。由於研究所就讀的所別為日本所，因此，本論文將以日本為研究對象，鎖定下列範圍撰寫並針對日台病患人權現況進行介紹與分析。

一、釐清病患自我決定權的權利範圍

二〇〇二年四月，荷蘭安樂死合法化。一個月後，比利時繼荷蘭成為世界上第二個安樂死合法化的國家。人性尊嚴的自主決定價值因荷蘭及比利時兩國的立法而突顯開來。在日本，安樂死尚未完全合法，醫師協助病患安樂死被起訴的案例層出不窮。例如：一九九一年日本東海大學附屬醫院（神奈川縣伊勢原市）一名男醫師為末期癌症病患注射藥物協助病患死亡，被依殺人罪起訴。一九九六年國寶京北醫院（京都府京北町）院長為癌末病患注射肌肉鬆弛劑被依殺人罪移送偵辦。一九九八年十一月，川崎協同醫院一名女醫師同樣因替病患注射肌肉鬆弛劑而被以殺人罪移送。日本最近一則起訴案例為關西電力醫院（大阪市福島區）一名男醫師於一

九九五年二月協助直腸癌末期病患安樂死，經醫院內部告發而於二〇〇三年時被起訴。

　　在上述的日本案例中，每一位醫師皆被起訴或移送偵辦[註5]，但是在澳洲，一九九五年時，卻許可醫師為病患注射致死藥物，用以達成病患求死意願。同樣是醫生，同樣是為解除病患痛苦而注射藥物、提前結束病患的生命，但在不同國家卻有不同結果，突顯出「安樂死」議題的敏感性及爭議性。由於現階段的醫療科技的確無法完全解決所有病患的痛苦，有些人可能持續毫無尊嚴的生命直到最後一刻，在親人的照顧上、醫療資源的支出、金錢的花費上皆造成沉重負擔。該如何選擇結束，讓死亡成為一件有尊嚴的事，成為理智與情感最沉重的交戰。因為，在生命至高無上的前提下，固然該嚴格監督、維護法律所保障的生命權？但是，站在尊重人權的角度來看，該不該尊重重病患者選擇死亡的權利？而選擇死亡的權利是否是病患自我決定權涵蓋的範圍？如何建立生前預先簽署「拒絕延命治療」的機制，讓病患生命失去尊嚴時，能夠選擇放棄醫療救助、安祥尊嚴的離世是筆者本篇論文急欲明白及釐清的。

二、理解「告知後同意」原則下醫師與病患間的權利義務關係

　　二〇〇三年七月六日，歷史上首次成人頭部相連的分割

[註5] 參閱讀賣新聞 2003 年 8 月 7 日之網頁資料。網頁標題：「末期癌病患に薬物"安楽死"殺人容疑で書類送検」。
http://www.yomiuri.co.jp/iryou/news_i/20030807so12.htm

安寧療護之探討

手術在新加坡進行，引起全球注意。由於手術的風險過高，兩姊妹手術中因出血過多雙雙死亡，在各界失望的嘆息聲中，不少人對此次手術的必要性產生質疑，因為兩姊妹雖然頭部相連，但是並未立即危及生命。術前醫療團隊長達九個月的評估認為，手術的高風險會造成兩姊妹不是雙雙喪生，就是其中一人死亡或成為植物人。但為了追求手術成功後獨立自主的新人生與生命品質，兩姊妹決定冒險爭取百分之五十的存活率只求「分開」。而日本也有「耶和華見證人拒絕輸血」的著名判例。

醫師尊重病患的決定，乃是尊重病患的人權，但明知病患會死，醫生成全病患的決定會不會成為加速病患死亡的劊子手，在後續處理上，如果問題發展至醫療糾紛的層次，如何以憲法保障的角度來探討醫病之間的權利義務問題？在「告知後同意」（Informed Consent）原則下，醫師與病患間是如何的權利義務關係？此點是研究病患人權不可不釐清了解的課題。為理解這個議題，本論文蒐集到不少有關「告知後同意」原則的日本判例，將於本論文有關章節中加以探討。

三、探討拒絕延命治療與安寧療護對病患的意義

在美國，許多州已經允許病患有拒絕治療、拆除維生系統的權利。亦允許健康的人預先簽署「生死意願書」或「永久授權書」用以指示醫生或委任醫療代理人在自己無行為能力時，代為決定是否接受延命治療。如，加州於一九七六年通過「自然死亡法」（Natural Death Act），一九九四年，美國俄勒岡州（Oregon State）通過「Oregon's Death With Dignity

Law」法案，允許醫生協助末期病患自殺[註6]。

在日本，有關生命末期醫療有相當多的調查或先行研究。例如，日本厚生省「末期醫療意識調查等檢討會」於一九九八年五月八日曾發表意見調查[註7]。該調查指出，百分之七十的受訪者認為，「當生命處於伴隨著痛苦的末期狀態時，最好或應該停止痛苦的延命治療」。百分之八十的受訪醫生或看護人員認為，「應該終止延命治療」。大部分受訪者都認為，「與其採取延命治療不如採取緩和其痛苦的醫療」。

本論文在撰寫前，為了解日台兩地民眾對病患人權的看法，特地針對日台兩地進行了病患人權問卷調查，日本方面二百三十位受訪者中，有高達百分之九十一點三的回答者贊成生命末期時拒絕延命治療。台灣方面六百五十位受訪者中，百分之九十四點六的回答者贊成生命末期時，拒絕延命治療。此結果與日本厚生勞動省調查的結果大致相符[註8]。

東方醫療文化一直被詬病為醫療父權文化，對於無法治癒的病患在病情的告知上，往往多所保留，也較少針對病情主動告知。整個癌症治療的過程中，醫療決定多半只在醫療人員和家屬之間討論，病患往往受到家屬刻意的隱瞞，幾乎沒有參與醫療決定的機會，因此，往往在末期時忍受相當大的痛苦。儘管有少數病患一開始就得知自己的病情，但面對

[註6] 參閱紀欣著，《生死一線間》，商周出版社，2003 年，第 12-20 頁。

[註7] 參閱朝日新聞早報 1998 年 5 月 9 日第 3 版「7 割延命治療中止を」及厚生省意識調查網路資料，標題：「痛みの緩和大半望む」
http://www.jttk.zaq.ne.jp/syo/CANCER/FAIL/98_5_9.html

[註8] 相關數據請參閱附錄（二）及附錄（四）。

死亡逐漸逼近，其不安、恐懼、不甘心或對親人的不捨等，
皆需專業的輔導與關懷，然而這樣的輔導與關懷在傳統的醫
療現場極易被忽略，因為醫療現場為了延長生命所採取的行
動是症狀的治療或控制，是以「救活」為目的，而非「協助
瀕死過程」，因此，對於無法治療、病入膏肓的末期病患，醫
院再如何協助，也只是利用高科技的醫療儀器、藥物來延長
病患生命，至於病患的恐懼、不安；家屬的悲傷、不捨等心
靈的層面，則缺乏專業的輔導。即使配置了輔導人員，也無
法貫徹到全方位、全人的照顧。

　　曾三次來台協助台灣安寧發展的「日本安寧療護之父」柏
木哲夫醫師認為，安寧療護除了協助病患解除「身、心、靈」
的整體性痛苦、幫助病患找回生命的尊嚴和生活的品質外，同
時還意識到家屬的悲傷輔導，而現代醫院很少會在病患過世後
有規劃的繼續照顧家屬[註9]。從柏木哲夫醫師上述的看法可以了
解「安寧療護」對末期病患或家屬的人性化照料確實有別於一
般的醫療單位。若安寧療護可以在解除病患痛苦、提供全人照

[註9] 參閱柏木哲夫著，曹玉人譯《用最好的方式向生命揮別》，方智
出版社，2002年11月，第17頁。根據本書的介紹，柏木哲夫
為大阪淀川基督教醫院安寧病房創辦人，1965年自大阪大學醫
學系畢，1969－1972年於華盛頓大學進修美國精神醫學。1972
年返日，於淀川基督教醫院設立精神神經科，組織團隊實際執
行臨終照顧，同時在院內接受內科醫師的訓練，1984年成立安
寧病房。1994年獲得日美醫學功勞獎。曾三次來台，為台灣從
事安寧療護的醫療人員演講，並協助台灣發展安寧療護。現為
大阪大學人類科學系教授、淀川基督教醫院安寧病房榮譽執行
長及日本緩和醫療學會理，享有「日本安寧療護之父」之稱譽。

料、維持末期生命品質、協助善終的層面上協助病患，那麼接受「安寧療護」善終與接受「延命治療」歹活，在意義上就有很大的不同。

　　本篇論文將鎖定在上述的三項範圍內做探討，對爭議頗大的安樂死議題，僅提出判例，用以了解日本對「安樂死」的立法態度。日本安寧運動比台灣早十多年，國情與我國接近，相信透過對日本的研究可以提供優缺點供國內參考，有關病患人權問卷調查的數據，將在本論文的相關章節中列入以增強論證，期望在釐清自己觀念的同時，也能幫助讀者了解自身權益，為提升病患人權知識貢獻棉薄之力。

第二節　研究方法與論文架構

一、研究方法

　　為達成研究目的，本論文計畫以下列方式進行分析、研究與探討：

（一）歷史研究

　　回顧病患自我決定權發展的歷史及展開的脈絡以了解病患人權發展的歷程。

（二）訪問及問卷調查

　　訪問安寧療護機構及醫療線上的醫師及護理人員，希望透過深度訪談，了解「安寧療護」及醫師與護士等醫療工作者對病患人權的看法。除口頭訪問外，另輔以書面及網際網路問卷調查的方式，日、台同步進行病患人權的調查，抽樣

了解受訪者對病患人權的知識及對安樂死或安寧療護、拒絕延命治療等問題的看法，作為寫作論文時論證引用的參考。若行有餘力，筆者希望還能將所收集到的資料詳加分析，從數據中了解受訪者之性別、年齡、職業、教育程度的差異對人權知識所產生的落差或影響。

（三）文獻分析法

蒐集中日文有關文獻、期刊、碩、博士論文及官方出版物，輔以統計資料、圖表、報章、雜誌、網際網路資料等。透過所有資料的彙整及分析，以病患自我決定權、生命的固有價值、病患最佳權益三者相互交叉的方式，探討人們是否擁有生命的自主權用以決定是生還是死？安樂死與尊嚴死的區別？拒絕延命治療及安寧療護等日、台的狀況及先進國家立法的趨勢。

（四）判例介紹及個案分析

透過判例及個案的研讀理解病患人權，除介紹給讀者可能發生在周遭的權利侵害與憲法保障方式外，也用以增強論文論證的基礎。

二、論文架構

本篇論文分六個章節，以下列架構展開：

第一章，緒論。提出本論文的研究動機、目的、研究方法等。第二章，介紹日本憲法十三條之內容、法的性格及人格自律權，從日本憲法的角度探討自我決定權的定義、特徵及根據，自我決定權的內容究竟涵蓋哪些項目？並舉出有關

自我決定權的判例及自我決定權與病患之間的權利關係。第三章，談病患自我決定權與醫師說明的義務，所謂「告知後同意」原則的歷史經緯；病患的同意與拒絕。其同意與拒絕意思的存在及有效性；基於保護未成年者、精神障礙者、無行為能力者的利益，有關同意代理行使的問題；「告知後同意」原則的日本判例。第四章，以病患自我決定權的角度探討病患的拒絕治療、尊嚴死的權利；病患拒絕延命治療後，如何維持末期的生命品質；日本安樂死的判例動向。第五章，探討日本安寧療護思想發展的經過、對末期病患的意義、現狀及未來發展的問題點。第六章，結論。附錄的問卷調查結果將引用在各章相關章節中。

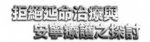

第二章　日本憲法上的自我決定權

第一節　自我決定權的定義

　　所謂的「自我決定權」乃是涵蓋在幸福追求權範疇內的人格自律權，其定義是：「與個人人格生活息息相關的私的事情，有不受公權力介入、干涉而個人可以自律決定的自由。」例如：結不結婚的自由、要不要生育的自由、離不離婚、抽不抽煙、喝不喝酒、髮型、服裝如何打扮的自由等[註1]。簡單而言就是「自己的事情自己決定」。因此，作為憲法上的自我決定權具有個人自己獨特的生活樣式、自己私人問題自己解決的特徵，可以說是一種自我管理的權利。每一個「個人」都僅有一次人生，唯有在「自己的事情自己決定」的前提下才能活得像「自己」。這樣的精神及人權意識可以追溯到一九六〇年代後半，一向在基督教勢力強盛的社會中難以從正面討論的避孕、墮胎、同性戀議題開始出現。主張避孕、墮胎、同性戀乃屬於「個人選擇權」範疇的聲浪不斷湧現。一九七三年，美國最高法院在「羅伊對韋德案（Roe v. Wade）」判決中[註2]，作出使墮胎合法化的

[註1] 參閱蘆部信喜著，李鴻禧譯，《憲法》，元照出版社，1995 年，第 134 頁。

[註2] 羅伊對韋德案（Roe v. Wade）簡介：
羅伊（Roe）是 Norma McCorvey 馬孔薇女士的暱名，韋德（Wade）是德州達拉斯區檢察官的名字。羅伊懷第三胎時，未婚、貧窮，生活及工作都處於一團混亂，面對未來的種種困難，毅然決定

判決，主張婦女有墮胎的選擇權利[註3]。此「羅伊對韋德案」判決為憲法上自我決定權議論的根源[註4]。在美國如此發展的背景下，日本社會也出現要求提升女性權利、承認尊嚴死的運動。一九八〇年代開始，日本學者關心美國議論動向及日本社會變

要墮胎。但是當時她所居住的德州法律嚴格規定，除非為搶救懷孕母親的生命否則墮胎行為違法。此時，準備挑戰德州墮胎法律的新婦女解放運動人士想藉羅伊令人同情的處境說服羅伊成為原告申訴，挑戰德州的法院。經長時間的辯論，羅伊勝訴。然而，法院檢察官不服，上訴美國最高法院。1973 年美國最高法院判決德州的墮胎法律違反了憲法精神，作出使墮胎合法化的判決，主張婦女有墮胎的選擇權利。此案就是文獻上有名的「羅伊對韋德（Roe v. Wade）案」，倫理與法律學者稱該案為墮胎史上的一個里程碑。但該案的判示引發了社會及政治上的墮胎辯論，三十年間未曾間斷。直至 2003 年 10 月 22 日所通過的禁止後期墮胎法案，美國婦女墮胎權開始有所限制。資料來源：蕭慧瑛，「被愛征服－美國墮胎運動主角馬孔薇的轉變」，網站資料，2003 年 5 月 5 日。http://www.ddbc.org/love.htm，Mc Corvey"Roe v. Mc Corvey by Norma Mc Corvey with Gary Thomas" www.leadru.com/common/roev.html.

[註3] 1973 年，美國最高法院在羅伊對韋德案中裁決婦女有權墮胎。三十年後，美國國會 2003 年 10 月 22 日通過禁止後期墮胎法案也就是通稱的「半生產墮胎」。本次法案通過為美國對婦女墮胎權的首項限制。半生產墮胎通常用於懷孕五、六個月時。不過，法案中載明，為挽救孕婦生命，必要時可運用這項手術。參閱 HiNet 新聞網資料，標題：「美國國會通過禁止後期墮胎法案」，http://times.hinet.net/news/20031022/internationality/0269872.htm 2003 年 10 月 22 日。

[註4] 參閱樋口範雄〈病患の自己決定權〉，岩波講座，《現代的法 14 自己決定權と法》，岩波書店，1998 年，第 65 頁。

化之餘，也將這些動向及變化反映在日本的憲法學上[註5]。日本憲法第十三條明文規定：「全體國民，皆以個人身分受尊重，有關國民追求生命、自由及幸福的權利，除違反公共福祉者外，在立法及其他國政上，必須予以最大的尊重」。此條文內容源起於一七七六年美國獨立宣言：「我們堅定相信造物者賦予所有人一律平等……擁有一定不可剝奪的權利，其中涵蓋自由及幸福的追求」。美國獨立宣言開宗明義地闡明「人人生而平等，具有追求幸福與自由的天賦權利」，具有相當明確的個人主義及自由主義的思想[註6]。日本憲法十三條後段的「生命」、「自由」、「幸福追求」，每一項都跟個人人格利益有關。一般的憲法學者都將「生命」、「自由」、「幸福追求」三項統稱為「幸福追求權」。

在美國「自我決定權」為隱私權的一種，日本則將「自我決定權」理解為「擁有獨立的內容的權利」[註7]。不管是隱私權也好、擁有獨立內容的權利也好，「自我決定權」都是實踐追求幸福所不可或缺的權利。但是「幸福追求權」並非全無限制，基於社會連帶性的內在制約，亦即與公共利益相牴觸時，必須受到約束。世界人權宣言第二十九條第二款有以下的條文：

[註5] 參閱渋谷秀樹・赤坂正浩著，《憲法1人權》，有斐閣，2000年，第234頁。

[註6] 參閱立山龍彥，《自己決定権と死ぬ権利》，東海大学出版会，2000年，第22頁。

[註7] 參閱立山龍彥，前揭書，第26頁。

> 「所有人在行使自己的權利和義務時，必須承認及尊
> 重他人的權利和自由。同時為了維持民主社會的道德
> 和公共秩序，及滿足一般福祉的正當要求，必須服從
> 法律所制定的限制。」

由以上宣言內容可證，「自我決定權」雖然被定義為「自己
的事情自己決定」，擁有「自己私人問題自己解決」的特徵，
但在與公共利益有所衝突時，就須根據國家的國情與法律來
適當的加以規範。然而，「自我決定權」所保障的對象涵蓋
十八歲以下的兒童嗎？若就基本人權來看此一問題，兒童是
權利保障的對象，是享有權利的主體，受世界人權宣言第十
九條及兒童權利條約第十二條內容所保障[註8]，因此答案是肯
定的。兒童權利條約第十二條條文的訂定，主要目的在於培
育兒童從小就能清楚表達自身意見，擁有關於自身事情自己
決定的能力。此條內容是尊重兒童「表達權」的一種宣示，
當兒童「有能力」表達自己權利的意見時，國家和父母應尊
重兒童，接受他們提出商議的權利。話雖如此，由於兒童沒
有判斷能力，講到人權享有主體時，兒童無法稱做完整的人
權享有主體，故需家長代為判斷、代理其行使，在此情形下，
為了保障兒童權利，父母以及法定監護人有權以合乎維護兒

[註8] 世界人權宣言第十九條：「所有人都享有自由表達意見的權利。
該權利包括：不受任何干預，持有自己意見的自由，不論任何
方式、不分國界都有接受與傳遞資訊及思想的自由。」兒童權
利條約第十二條：「兒童有權對影響到其本人的一切事項，自由
發表自己的意見。」

童權利的方法，指導兒童行使權利，對於需要親人或他人援助的兒童，日本憲法二十七條第三項甚至明文規定「兒童不得酷使之」。日本並於一九四七年制定了「兒童福祉法」對兒童的各種權利加以保護[註9]。

除兒童之外，對於自我決定權的尊重當然也包括智能障礙、精神障礙及痴呆老人，只是上述的人在表達自己意見，或傳達自己意見時有所困難，因此，必須針對障礙的種類或程度，透過專家或周圍的人來加以援助。尤其是監護人的制度。讓障礙者本人在有限的意思表達上，仍然可以透過監護人，行使「自身的事情自我決定」的權利。一九七一年十二月二十日第二十六回聯合國總會所制定的「心智障礙者權利宣言」[註10]就是在上述的精神下制定。日本二○○○年四月修改民法，實施監護人的制度，監護人有義務以尊重本人自我決定權的形式行使代理的權利。此監護人對於被監護者本人的生活環境、性格、家庭關係必須熟悉以盡監護的責任[註11]。

[註9] 日本兒童福祉法公佈於昭和22年（1947年）12月12日，昭和23年（1948年）1月1日實施後歷經多次修正，最新一次修正為平成16年（2004年）3月31日，有關兒童福祉法全文請參看網址 http://www.ron.gr.jp/law/law/jido_fuk.htm

[註10] 為協助心智障礙者發展其在各個不同活動領域的能力，盡可能協助他們過正常的生活而制定。聯合國大會於1971年12月20日公佈此宣言，並要求各國採取國內和國際行動，保證用這個宣言為共同基礎和根據，來保障心智障礙者的權利。宣言內容詳見附錄（十七）。

[註11] 參閱高野範城著，《人間らしく生きる權利の保障》，創風社，2002年，第40頁。

　　近年來，隨著人權意識抬頭，與醫療領域有關的「病患
自我決定權」逐漸受到重視，例如：拒絕延命治療的權利、
基於信仰拒絕輸血的權利、尊嚴死、安樂死等，值得探討。
醫療現場，醫師的治療方式積不積極、正不正確，都可能攸
關到病患康復的快慢甚至生與死，每個環節的決定都與病患
的權利息息相關，尤其是與生命倫理有關的醫療領域，因為，
對每一個生命個體的本人而言，生命的重要性超越一切，沒
有任何事情比「生命」還要重大。因此，除了醫生之外，病
患自己本人也必須作出對自己個人最善的「自我決定」，承擔
選擇的風險，縱使其選擇的結果失敗，在醫師沒有過失的情
況下，病患得為自己的決定負責，不能將選擇失敗的責任轉
嫁給他人[註12]。在這樣的前提下，法的任務就須整備一些條件，
賦予醫生、病患間，相對的權利與義務。醫病關係中，醫師
需對生命個體的本人提供有關治療上正確且充分的資訊，且
須以病患能夠理解的方式慎重、仔細的說明，排除病患心理
的壓迫、禁止不當的勸誘，以確保病患能夠在自由選擇的環
境中作出最好的決定。

　　由於醫療行為對病患的身體、生命、健康可能造成侵犯
或危險，因此，無視病患的意思與決定而進行專斷的醫療行
為當然違法。在日本，對於醫師專斷的醫療行為是不予認同
的。無論是治療、診斷、美容手術、人體實驗，原則上，上
述事項都必須經過病患的承諾。日本最近的民事審判，對於

[註12] 參閱平野武編，《生命をめぐる法、倫理、政策》，晃洋書房，
　　1998年，第55頁。

欠缺病患同意的醫師行為，是以「不法行為」來判定[註13]。無論哪個國家，醫療糾紛的發生，大都起因於醫病關係中忽略了上述的權利義務。事實上，醫師對於治療的方式、風險、有無副作用、甚至手術的成功率等，都應對病患善盡說明告知的義務，以使病患在充分的資訊下進行判斷與自我決定。這樣的義務，不但可以協助醫生在醫病關係中保障自己，為醫療行為減少不必要的糾紛及訴訟，也是對病患自我決定權的尊重。有關醫病關係中的「告知後同意」原則，是病患自我決定權實踐的重要前提，本論文將於第三章「病患同意與醫生說明之義務──「告知後同意」原則中專節論述。

第二節　自我決定權的特徵

自我決定權具有三項特徵。一、私事（私人性的事項）。二、獨特的生活樣式。三、對危險的覺悟[註14]。在自我決定權權利的行使中，作為權利行使對象的「自己的事」，因為具有上述三項特徵，因此，不管所決定的內容對其人生影響是大是小，是否是常人所稱的愚行，對他人而言有多不合理，除非侵犯到他人的自由或權益，否則都需加以尊重。因為每個人都有「按自己希望的生活樣式生活的權利」。例如，生不生小孩、要不要繼續升學，髮型服飾如何裝扮等。如果下雪天

[註13] 參閱町野朔著，《病患の自己決定權と法》，東京大学出版会，2000 年，第 11 頁。

[註14] 參閱內野正幸〈自己決定權と平等〉，岩波講座，《現代的法 14 自己決定權と法》，岩波書店，1998 年，第 8-9 頁。

有人只穿著背心短褲,在一般人眼中看來是一種愚行、不合理,但或許他自己本身感覺可以承受,甚至很舒服,那是他個人的選擇,個人的生活樣式我們必須尊重。

從日本憲法十三條所引申出來的自我決定權其「對象」被限定為「私事」,只是所謂的「私事」若不被善良風俗所接受,或違反了公共福祉,是有必要加以制約的。例如:賣春的行為,雖然是賣春者自己的決定及選擇,且買春者願意付錢消費,但是,此種交易在日本被視為違反公序良俗。又例如,私人造酒雖屬個人經濟自由,且製造物品的過程中,有所謂的自我實現,其中的樂趣是個人行使「幸福追求權」的權利。然而,不論製造行為有無利潤可圖,皆影響到國家酒稅的徵收,在日本,酒類販賣許可制度的存在,是為了國家財政上的目的,因此,為了確保國家的公共福祉,日本對私人造酒也有若干限制[註15]。

近年來日本盛行一種稱作「援助交際」的行為,當事者雙方都是在自發性的同意下,進行所謂的「交際」。而該「交際」對當事者並無損害,也未對他人造成困惑,或許有主張認為不應禁止,但考量公共道德的維持,對此行為加以禁止制約是可以理解的。制約的用意除了防止自我決定權的行使對他人造成加害外,另一個用意是為了維持公序良俗。故而賣春及近來流行的援助交際應接受法制的規範[註16]。在日本有

[註15] 參閱《高等裁判所刑事判例集》,第 39 卷,第 4 號,第 357 頁。
[註16] 參閱內野正幸〈自己決定權と平等〉,岩波講座,《現代的法 14 自己決定權と法》,岩波書店,1998 年,第 8-16 頁。

所謂賣春防止法，其中第十二條被認為是對「職業選擇自由」的侵害。對此，日本最高法院判示，「以刑罰禁止助長賣春的行為，最終係為保持人性尊嚴，維持性道德，健全社會所必要，其合於公共福祉自不待言」註17。

　　有關個人獨特的生活樣式，包含思考模式及行為方法，不管多麼奇特怪異、不合常理，只要不是國家依法對其制約的項目，都應該受到尊重，不能因為奇特怪異就強迫得跟隨大眾的一般模式。

　　自我決定權的第三個特徵是，「對危險的覺悟」。自我決定權行使時，若對人生或未來產生相當大的利害得失，都應該由做決定的「自己」來承受，原則上，是不允許國家介入的。基於此項特徵，在醫療現場對於手術的必要性、成功率及治療方式不同產生的不同結果，醫生自然有義務對病患說明告知，而病患根據醫生所提供的資訊自我決定是否接受風險。在這樣的模式下，病患的決定自然可以視為是自我決定權行使的樣態之一。話雖如此，醫療現場的「病患自我決定權」，存在著一些無法按上述法的基準與界定來解釋的問題。第一，「自我決定」自始就不存在。例如，本人沒有明確的意思表示而陷入意識不明或昏迷的情況；或者有關生命議題的胎兒、受精卵等根本就不可能自我決定。第二，生命只有一次，若判斷錯誤任何人都無法挽回，因此，若本人對結果的判斷能力不足，或責任能力不足，即使「自我決定」但因本

註17 參閱最高裁判所判決，昭和36年（1961年）7月14日，刑事判例集，第15卷，第7號，第1097頁。

人未具備充分的判斷能力，選擇了明顯對自己利益相違背的決定，此情況下，其選擇及判斷是被否定的，如精神耗弱、無行為能力者、未成年人即為典型[註18]。

由於「自我決定」至少存在著上述的一些問題點，因此，若有上述情況，該重視的焦點應該聚焦在：如何判斷什麼是「最好的決定選擇」，而非「由誰來做決定」。由於病患的自我決定權大多跟病患自身生命、健康、身體處分有關，因此，當面臨上述兩項情況時，本論文認為，醫療人員自應依據有關規定，徵詢家屬或法定代理人等的意見，站在病患最佳權益的角度，協助病患家屬，為病患做最好的決定及選擇。尤其當家屬或法定代理人做出明顯有違病患權益的決定時（例如，為奪家產故意做出違反病患利益之決定等），醫療人員有必要以專業來防止不當及錯誤的選擇。

人類生存，活得像人是至少且最基本的權利。尊重「自我決定」是對個人生活樣式、自我管理、追求幸福的尊重。然而，可能出於文化習慣使然，在日本的社會中，無論是家庭、社會或企業，「不主張自我」是一種生活的智慧，無關於「權利」、「對」與「錯」。早期企業的「年功序列」與「終身雇用」制度，讓日本人無形中養成遵從團體的生存法則，在企業中遵從上司意見、服從上司命令，在社會中順服於強者。日本人從小到大所受的教育，使他們將「不清楚表達自己的意思」，視為「尊重」他人意見，這種「建前（タテマエ）」（表

[註18] 參閱平野武編，《生命をめぐる法、倫理、政策》，晃洋書房，1998 年，第 56 頁。

面上的方針）使日本人經常得去顧慮他人及社會的想法[19]，一旦將這種習慣帶到日本醫療現場，因為醫生的專業，就會出現「醫生的發言權大於病患的自我決定權」，倘若病患自己的意見想被尊重，需要相當大的陳述勇氣，這種模式容易形成醫師專斷治療，不尊重病患自我決定的現象，當然連帶使病患參與治療決定的權利受到影響。從下表（2-1）日本病患人權問卷調查統計的結果，可以一窺日本醫療現場病患人權受尊重的程度。二百三十位受訪者中有八十一位（百分之三十五點二）的日本民眾覺得日本的病患人權未受尊重[20]。當然，病患人權不受尊重的原因很多，本論文將在後續章節中繼續分類探討。

表（2-1）日本病患人權問卷調查統計

您覺得日本病患的人權受到尊重嗎？

		次數	百分比	有效百分比	累積百分比
有效的	極尊重	1	.4	.4	.4
	尊重	35	15.2	15.4	15.9
	尚可	110	47.8	48.5	64.3
	不太尊重	72	31.3	31.7	96.0
	極不尊重	9	3.9	4.0	100.0
	總和	227	98.7	100.0	
遺漏值	未作答	3	1.3		
總和		230	100.0		

---

[19] 參閱日本學習研習社編，《日本タテヨコ》，致良出版社，1998，第80頁。

[20] 詳見附錄（二）日本病患人權問卷調查統計結果。

第三節　自我決定權的根據

在日本，有關「自我決定權」是從憲法第十三條所引申出來。日本憲法第十三條規定：「全體國民，皆以個人身分受尊重。有關國民追求生命、自由及幸福的權利，除違反公共福祉者外，在立法及其他國政上，必須予以最大之尊重。」另，日本憲法第九十七條還提及所保障的基本人權乃「人類經歷多年為爭取自由努力而得之成果……賦予現在及將來的國民以為永久不可侵犯之權利。」日本憲法第二十五條：「所有國民均有享受健康而文化的最低限度的生活的權利。國家就一切生活部門應努力提高及增進社會福祉、社會保障及公共衛生。」二十五條內容中的「社會保障」乃指確保國民的生存權。以社會保險、生活保護、社會福祉事業、公眾衛生為主要內容，因疾病、傷害、失業、高齡、生產、死亡等所產生的諸項問題，依據社會責任加以保障[註21]。而日本憲法第十三條後段的「生命」、「自由」、「幸福追求」，每一項都跟個人人格利益有關。一般的學者都將「生命」、「自由」、「幸福追求」三項統稱為「幸福追求權」。但是幸福追求權並非全無限制，基於社會連帶性的內在制約有必要加以限定，亦即以不違反公共福祉為前提。

近來，由於尖端科技發達，資訊化社會的展開，從「幸福追求權」中導引出許多「新人權」，雖然這些「新人權」並未逐一詳列於日本憲法條文中，但為個人人格生存所不可或

[註21] 參閱憲法教育普及協議會編，《日本國憲法》，一橋出版，2001年，第 42 頁。

缺的基本權利,在自律而不違反公共福祉的前提下,為了獲得有人格的生存,這種新人權的具體權利在判例上顯示,是被承認的。尤其周遭環境或社會狀況對這些「新人權」加以阻害時,這些「新人權」就與個人尊嚴原理相結合,主張憲法上所保障的權利,例如,名譽權、隱私權,兩者都與人格價值有關。在資訊化的社會中,個人私生活極易受到侵害,此侵害可以憲法十三條為根據主張權利保障。又如大氣、水的污染及噪音對人類健康不利,為主張生活環境的保全、維持適合人類居住的生存環境(即所謂的環境權),可以主張以日本憲法第十三條與第二十五條所規定的內容來確保權利。由此可證,在上述原則下,凡是對公共福祉沒有妨害、未侵犯到他人的基本人權、對個人人格的生存不可或缺,為常年國民生活的基本權利範圍內的這些所謂的「新人權」,雖未詳列在日本憲法之中,在憲法保障人權的立法精神下,受到相同的憲法保障,上述隱私權、名譽權、環境權等權利如此,「自我決定權」也不應例外,只是在主張自己權利的同時也須尊重他人權利,不可危害或侵害到他人的權利。

近年來,全球性的經濟不景氣,造成許多國家失業人口攀升,不少人在生存壓力下放棄對生命的尊重,以自殺方式結束生命,尤其是日本,二○○二年時,自殺人數高達三萬二千一百四十三人,被第十二屆世界精神醫學會(WPA)推論為全球自殺率最高的國家之一[註22]。其自殺原因不外是「健

[註22] 日新聞標題:「ニッポン自殺率世界一」2002 年 10 月 6 日 http://www002.upp.so-net.ne.jp/HATTORI-n/148.htm 根據日本警

康問題」、「經濟・生活問題」、「負債」、「事業不順」、「破產」
等。

表（2-2）1985 年~2004 年日本自殺人口總數之年次推移

年次	自殺者	自殺率（每 10 萬人口）
1985	23,599 人	19.5
1990	21,346 人	17.3
1995	22,455 人	17.9
1996	23,104 人	18.4
1997	24,391 人	19.3
1998	32,863 人	26.0
1999	33,048 人	26.1
2000	31,957 人	25.2
2001	31,042 人	24.2
2002	32,143 人	25.2
2003	34,427 人	27.0
2004	32,325 人	25.3

注：自殺率＝自殺人數÷人口數×100,000（資料來源：日本警察廳）

察廳的調查指出，日本長年以來，每年有平均兩萬人左右的自
殺人口，在 1998 年突然一舉突破三萬人，此後每年均維持每十
萬人約二十五人左右的高自殺率。2005 年 6 月 3 日日本警察廳
最新統計資料 http://www.npa.go.jp/toukei/index.htm

　　雖然每個人對自已的生命都擁有最大限的自我決定權，但無庸置疑，「生命是人類存在的前提」、「生命超越個人而存在」，沒有「生命」，一切權利的主張皆不可能，因此，再大的權利也不能任意的以自殺的方式來處分自己的生命。（雖然自殺行為不是法律上規定的犯罪行為，也沒有法律可以處分。）

第四節　自我決定權與病患的權利關係

一、自我決定權與病患的權利關係

　　「病患」一詞不管是心理性的或生理性的，總之，代表本身某一項健康出了問題，需要尋求醫療上的幫助，此幫助可能是心理輔導，可能需要用藥，嚴重的可能必須進行手術，所有的處置小至打針吃藥大至侵入性的手術，都攸關到病患是否能夠康復，因此處置上需仔細而慎重。尤其手術的風險與併發症對病患權利的影響最大，在生命至高無上的前提下，任何有可能危害到病患生命或對病患生命品質產生影響的治療，病患當然有權主張自我決定，尤其有損自身法的利益的部分，病患還可以行使拒絕權。因此，病患擁有攸關生命或健康的「自我決定權」是無庸置疑的。

　　醫療現場，醫師針對病情的治療方針、風險、預後等事項，若未對病患提供充分的資訊，以至影響病患判斷，是極易發生醫療糾紛的。因為醫師對於手術改善的程度、伴隨的風險，不手術對病情的影響等，在專業背景下相當清楚，但不代表所有病患都能夠像醫生般明白。因此，基於實踐病患

人權，醫師有必要針對生命個體的本人，提供充分的資訊，正確、仔細的說明，以使病患能在充分了解及自由的意志下，做出對自身最有利的判斷及主張。

對每一個生命個體的本人而言，生命的重要性超越一切，當面對自己生命、身體處分有關的事項時，特別是拒絕醫療、尊嚴死的決定，醫生必須尊重病患擁有最大限的自由。但假使病患還未在口頭上或書面上表示醫療上的決定就陷入昏迷，情況緊急，生死一線間，而能夠代理病患決定的家屬又不在場或無法聯絡，難道醫生還需等到病患清醒後，再詢問其治療上的決定嗎？除昏迷不醒的病患外，無行為能力的病患，例如，嬰兒、腦死病患、精神病患、智力嚴重低下者，這些人皆不能表示自己的要求、願望或同意，因此關係到病患自我決定權的「醫師說明」與「病患同意」就有所例外。在日本對於省略說明承諾的緊急醫療行為有民法第六九八條「緊急事務管理法」加以規範[註23]，用以將「缺乏說明和同意的緊急醫療行為」正當化。但醫生在此情況下仍然不能延遲通知家屬[註24]。

在憲法的保障下，每個人對自己的生命都擁有最大限的自我決定權，包括從生命衍生而出的健康與身體。然而生命

[註23] 日本民法第 698 條〔緊急事務管理〕：「管理者本人於管理身體，名譽及財產上為避免急迫之危險所為之行為，若非因惡意或重大過失，其為避免危險所產生的損害不負賠償責任。」

[註24] 參閱平野武編，《生命をめぐる法、倫理、政策》，晃洋書房，1998 年，第 88 頁。

無價，再大限的自我決定權也不能任意主張「死」。故而與病患自我決定權有關，爭議性也最大的「安樂死」問題，無論是學說上，或判例上，日本一直主張違法，最有名的案例是，東海大學首宗醫師為病患執行安樂死的判例[25]。本案判決顯示，安樂死的成立必須符合下列六點要件[26]：

（一）以現代醫學的知識和技術來看，病患罹患不治之症，死不可避免，且死亡迫在眉睫。

（二）病患肉體上極端的痛苦至任何人看到都無法忍受。

（三）主要是以緩和病患瀕死的痛苦為目的。

（四）病患的意思明確、能夠表明意思，有病患真摯的囑託與承諾表明縮短生命。

（五）無其他除去或緩解痛苦的方法。

（六）須由醫生執行，若非醫生執行亦需得醫生首肯，方法妥當，合乎倫理。

在日本高等法院雖有判例同意醫療上的自願安樂死（山口案件）[27]，但安樂死若不符合上述的六項要件，在日本很難被承認，例如，日本高知地方裁判所（地方法院）曾有如下的案例判決：

---

[25] 橫濱地方裁判所判決，平成 7 年（1995 年）3 月 8 日，判例時報，第 887 號，第 148 頁。

[26] 參閱平野武編前揭書，第 90 頁。

[27] 參閱紀欣，《生死一線間》，商周出版社，2003 年，第 32 頁。

癌症末期妻子企圖以剃刀自殺，要求其夫協助割頸，
其夫依據妻子要求卻無法順利進行，故而絞殺妻子致
死。雖然此項作為緩解了妻子的痛苦也達成妻子的請
求，但方法不合社會常理，亦非由醫生執行，故難以
認定為合法的安樂死[註28]。

由於安樂死的議題相當複雜，本篇論文將在後面的章節
中，針對安樂死的分類及判例專節介紹。

二、醫療現場對病患自我決定權的評價

隨著醫療科技的發展，醫學上除了治療方式的進步外，
對於「生命工程」更有許多驚人的成果，例如：人工生殖技
術的突飛猛進，已經可以人為決定生男生女、化不可能為可
能；臟器移植手術可以利用動物器官來取代人類自行捐贈的
困難，未來隨著複製生物的成功，人類可能得以利用自體複
製臟器移植等。不管未來的發展如何？在病患權利意識不斷
高漲中，醫學越進步，自我決定的情況就會越多，但醫療現
場對於病患的自我決定權仍然存在著兩種消極的評價。

第一，醫學是高深複雜的學問，治療方式及用藥必須仰
賴醫師或者醫療從業人員根據經驗加以判斷，一般的病患，
實際上不可能自我決定。事實上，依據筆者多年進出各家醫
院的經驗發現，這一項醫療現場的消極評價隨著教育水準的
提升、資訊的發達，已有改變，部分病患在醫生判定疾病時，

[註28] 高知地方裁判所判決，平成 2 年（1990 年）9 月 17 日。判例時
報，第 1363 號，第 160 頁。

會自行蒐集疾病的必要資訊、查詢最新治療方法，就診時提出問題與醫生互相討論，在聽取醫生的說明與建議時，也能判斷醫生是否採取了最好的治療方式。針對此問題，本論文專訪台北醫學大學婦產科主任張景文醫師時，根據張醫生十八年的門診經驗表示，今日病患的水準確實已非昔日，很多病患在就醫時，早已針對自己的疾病仔細做過功課。因此本論文認為「多看、多聽、多問」，多看資訊、多聽經驗、多問問題，病患與醫師之間互相信任，自可將這項消極評價的聲音減低。

　　第二，病患自我決定權的主張造成病患與醫師間的緊張關係。例如，當病患自我決定權與信仰的自由糾葛在一起時，基於尊重信仰的自由，為救治病患，醫師到底該不該堅持對病患最好的治療方式以延續病患生命？於是醫師及病患間，呈現緊張的氣氛。在日本，有所謂「耶和華見證人拒絕輸血」的案例[註29]，該案例中的病患為耶和華見證人教徒，拒絕以輸血的方式治療。因為，「輸血違反教義，靈魂將因血而污穢」。此案例，因為虔誠的信仰對信者而言，支撐著信仰者的完全存在及完全的人格，否定其信仰就等同於否定了該信仰者的存在，以此考量，病患若是基於信仰的自由，行使自我決定權時，醫生應該給予尊重，考量其他治療方法。表面上，醫病間的對立關係獲得解決，但病患「自我決定」的主張，狀況不同。有些狀況可能會加諸病患與醫師的過度負擔，醫師也可能索性採取保守的、無責任性的治療方式，無形中妨礙了良好的治療。本論文

―――――――――――――――

[註29] 東京地方裁判所，平成九年（1997年），3月12日判決。

41

認為，醫病關係中，醫生與病患並非敵對關係，病患對醫師要
求提供自我決定的適切資訊，並非刁難醫師。醫生的職責本就
在於解決病患的病痛，應該存在對病患的全面支持，生理與心
理一樣重要，原則掌握後自可使病患對醫師及對醫療產生信
任，這將有助於醫病關係的和諧、醫療過程的順利、協助醫療
現場秩序的維持。反之，醫療現場混亂，醫療團隊氣氛與醫病
關係自然呈現出緊張與對立。

第五節　從判例看病患的自我決定權

由於自我決定權是私生活自由的延長，與個人息息相
關，私領域的事應該由自己決定，不受國家公權力的介入，
因此，一個人要選擇什麼樣的生活樣式，呈現什麼樣的個性，
在不違反公共福祉、不侵犯到他人權利的前提下，做為一個
人或一個病患當然有權利主張如此的自我決定權。

所謂權利的觀念涉及兩個層面，第一，只要做為一個人，
都有權主張，例如本節所要探討的自我決定的權利是做為一
個人，或一個病患，皆有權主張的，但此種權利若要成為憲
法所保障的基本人權，如生存權、工作權，則國家必須盡一
切力量來維護，一旦人民認為自身的此種權利遭受侵犯，不
需人民自己爭取，直接叫國家來保障。由此論點來看，自我
決定權在日本，由於只是正在發展的人權，還不是日本憲法
明文規定的基本人權，因此可以爭取、可以主張，但不一定
可以叫國家或法院來幫忙判斷（並不是日本憲法有保障或沒
有保障的權利）。當病患要主張自我決定權時，可能必須透過

對國會的施壓，要求國會制定相關的法，如此，自我決定權雖不是日本憲法具體明文保障的基本人權，但至少國家可以因此而依法來介入醫生與病患之間的爭議。

　　在美國，自我決定權，已經以一種隱私權的新人權觀展開並確立，從不想被窺知的心理，更進一步的朝向私生活領域的自由開展。依據美國聯邦最高法院判決，將人工墮胎的權利判決為女性的隱私權，因而引發對有關權利的廣大議論，甚至推及同性戀的自由、尊嚴死、人工生殖的自由等[註30]，這些議論對現今的日本也產生了一定的影響。例如：針對隱私權給予一定權利的保護、信不信宗教、選擇什麼宗教是個人內心的自由與決定，當然不允許被侵犯，因此日本憲法還明文納入政教分離原則與美國一樣採完全分離立場[註31]，明定不得強制任何人參與宗教行為、慶典儀式或行事等[註32]。

　　在日本學界，有關自我決定權，學者有許多不同的看法，判例上也呈現多樣的分野，將自我決定權從隱私權中獨立出來議論是一般的通例，生活樣式的自由也普遍是以自我決定權來加以議論。關於「私事」裁判上也顯示本人有決定的權

[註30] 參閱朗諾・得沃金著，郭貞伶、陳雅汝譯，《生命的自主權》，商周出版，第 59-70 頁。

[註31] 參閱周宗憲，《憲法下基本人權篇》，元照出版，2001 年，第 126 頁。

[註32] 日本憲法第 20 條第 1 項：「任何人之信教自由，均受保障。任何宗教團體不得接受國家特權，或政治上之權力。不得強制任何人，參加宗教上行為、慶典、儀式或行事」，第 2 項：「國家及其機關，不得從事宗教教育及其他任何宗教活動」。

利，但是對於髮型的問題，判例顯示，雖然承認其與人格價值有關，但卻多半以周邊性問題處理。本論文在前述中已經闡述，「自我決定權」是私生活自由的延長，與個人息息相關，私領域的事應該由自己決定，不受公權力的介入。但是這樣的幸福追求權並不能牴觸國家的公共福祉。因此，憲法上預設一定合理的措施是被允許的，應尊重立法部門的裁量判斷。而生命及健康與人類存在與否息息相關，若「自我決定權」涉及到生命或健康有關的議題時，在人權上加以尊重是無庸置疑的。

在醫療現場，病患的自我決定權通常是以「告知後同意」原則的醫病關係被議論。醫療行為伴隨對身體侵襲的例子不少，尤其是手術所帶給病患的肉體痛苦及部份的身體損傷，極容易被醫療單位以「治療行為」的理由予以正當化。隨著病患權利意識的提升，現今醫療行為已開始尋求病患的同意，以阻卻醫療行為對身體造成侵襲的違法性。醫師治療時，必須針對病情、治療方法對病患提供充分適切的資訊及說明，在與病患討論治療方式的同時，也能以病患真正的意思為基礎行使治療行為。醫師若無病者的同意，或是得到病患推定性的承諾，是不能專斷獨行進行醫療行為的，沒有經過病患承諾而實施手術，對病患身體是一種違法侵害，即便手術成功，該手術也是違法，違反病患人權。

由於醫師提供病患資訊是人權意識下必然的準則，因此醫生若專斷獨行進行醫療行為，日本判例現況皆判定為違法。以下提出幾則日本相關的醫療判例：

判例一、特殊體質麻醉猝死案例

　　本案例中，執行手術的醫師在病患進行副鼻腔炎手術前，未對病患說明胸腺淋巴體質手術麻醉猝死發生的可能風險[33]，致使特殊體質病患未能在充分資訊下決定手術，結果手術中，因局部麻醉藥的注射而猝死，該醫師顯然違法，需負擔民事的損害賠償[34]。

判例二、未說明心臟二尖瓣置換手術之成功率，病患在高風險下不幸手術失敗死亡。

　　本案例中，醫師雖然獲得病患的同意進行心臟二尖瓣置換手術，但醫師術前並未告知病患心臟二尖瓣置換手術成功率只有百分之五十，致使病患在不知情下進行高風險的手術，結果不幸死亡。由於手術成功率是醫師所必須對病患提供的資訊，本案醫師疏於告知，故須負擔法律上的責任[35]。

---

[33] 胸腺是免疫系統的重要器官，它在免疫系統中發揮中樞性的重要作用。人體免疫系統是由中樞淋巴器官（胸腺和骨髓）及外周淋巴器官（脾臟和淋巴結），和黏膜免疫體系組成的。在中樞淋巴器官，成熟的免疫細胞（T細胞和B細胞等），可排出到外周淋巴組織中，以及周身的消化、呼吸、生殖、排泄系統中的黏膜淋巴組織中，行使各種「排除異己」的功能，維持自體正常運行。胸腺的淋巴細胞是多功能細胞，換言之，這些細胞可以經由數種分化途徑而變成最終的功能性T淋巴細胞。有關胸腺的醫學說明可參看孫安迪（台大主治醫師、台大微生物免疫學博士）的網站資料。網址：
http://www.kcvs.khc.edu.tw/service/health/9110/100803.htm

[34] 廣島高等裁判所判決，昭和52年（1981年）4月13日。判例時報，第863號，第62頁。

[35] 熊本地方裁判所判決，昭和52年（1981年）5月11日。判例

判例三、「成人拒絕輸血事件」

在日本有關「耶和華見證人拒絕輸血事件」有相當多的案例，在此本論文僅舉出大分地方法院的「成人拒絕輸血事件」加以探討[註36]。

本案例中的病患為一名三十四歲男子，罹患惡性骨腫瘤必須接受左腳的截肢手術，醫生認為此截肢手術極可能造成大量失血，因此勸病患接受手術過程中的輸血。由於該病患信奉「耶和華見證人」教派，雖然同意截肢，但拒絕接受輸血，醫生只好先用放射療法和化學療法來阻止腫瘤的蔓延。為此，病患父母主張，病患拒絕輸血的行為無異於自殺，基於排除其子女自殺行為，以及為人父母看護子女、維護子女生命、健康的法律上的權利，向法院提出假處分聲請，請求法院准許對於該病患輸血的假處分。針對這項聲請，法院認為父母的親權固然應予尊重，但是病患本身的「自我決定權」更為重要，且本案例中的病患已經成年，精神狀態正常，應有決定自己要接受何種治療方式的權利，父母親不可對如此成年的子女濫用親權。

病患基於信仰所作的決定，國家社會必須優先予以尊重，此乃憲法對國民所做的保障，況且，本案例中的病患對於繼續生存其實也有強烈意願，並非不尊重生命，也非意圖自殺。而在治療的方法上，尚有放射療法和化學療法可供選

時報，第 863 號，第 62 頁。

[註36] 大分地方裁判所決定，昭和 60 年，12 月 2 日判決。判例時報，第 1180 號，第 113 頁。

擇，因此，病患拒絕輸血的行為和單純的違背生命尊嚴的自我破壞行為並不相同，從而駁回病患父母的申請。從這則判例的裁定中，可以看出日本法界對病患自我決定權的尊重。事實上，本判例是日本首宗有關拒絕輸血的案例，其判決不僅考量到病患自我決定的權利，也尊重到病患信仰的自由，特具意義[註37]。

　　從以上幾則判例可知，單就診療契約來認定一切診療行為都是基於病患自我決定與承諾是有所困難的。在醫院中，與診療有關的契約或同意書大多是定型化內容，病患要主張、補充自己的意見誠屬困難。而且部分病患教育程度不足，可能連內容都看不懂就簽署，對病患人權的實踐影響甚巨。為了維護病患權益，治療過程中，如果對病患可能造成特別負擔，或有潛在危險，除非緊急狀況（例如，病患有立即的生命危險又連絡不到可以代為決定者）醫生應該善盡義務取得病患或醫療代理人的承諾。有關日本手術同意書的格式舉例如下：

[註37] 台灣曾有耶和華見證人教徒為教義拒服兵役而入監的例子。陳水扁總統認為，既然立法院已通過替代兵役的辦法，應尊重耶和華見證人教徒宗教的決定，不應讓這些人士因良心信仰問題而被判刑。2000 年 2 月 8 日，針對耶和華見證人因宗教信仰拒服兵役正服刑的人士，陳水扁總統簽署特赦令，這項特赦令在當年 12 月 10 日人權日生效，特具意義。從陳總統的這項特赦可以看出台灣的人權觀念也是相當進步的。大紀元台灣新聞網資料。標題：「陳水扁簽特赦令赦免 21 人」。2000 年 12 月 8 日，http://dajiyuan.com/b5/0/12/8/n22821.htm

表（2-3）日本手術同意書版本

手術承諾書

患者さんのお名前 _____ 様

症状：

手術名

【　　　　　　　　　　　　　　　　　　　　　　　　　　　】

以上手術が必要であることを説明いたしました。

　　　　　　　年　　月　　日　　　　　科　担当医

　　　私は、上記手術にあたって担当医師より内容および必要性などについて説明を受け、納得しましたので手術の実施を承諾します。

　　　また、手術中の予期しない状況に際しては、担当医が必要と判断した上記以外の緊急の処置及び手術を行うことについても同意いたします。

国保藤沢町民病院長　　殿

　　　　　　　　　　　　　　　　　　　　年　　月　　日

　　　　　　本人

　　　　　　住所

　　　　　　氏名（自署）

　　　　　　家族（説明と承諾について確認された方）

　　　　　　住所

　　　　　　続柄（　　　　　　　　）

資料來源：日本国民健康保険藤沢町民病院診療規則（公営企業）

（平成 15 年 6 月 18 日規則第 20 号）

網址：http://www.town.fujisawa.iwate.jp/reiki47/reiki_int/honbun/aq50004401.html

在台灣，手術同意書的格式係依據行政院衛生署官方版，版本如下：

表（2-4）台灣手術同意書版本

手術同意書　病歷號碼：

病人____，性別_____，_____年_____月_____日生，

因患_____需實施_____手術，經貴院
_____醫師（由醫師親自簽名）詳細說明下列事項，並已充分
瞭解，同意由貴院施行該項手術：

一、需實施手術之原因。

二、手術成功率或可能發生之併發症及危險。

　　貴院實施手術時，應善盡醫療上必要之注意，手術中或麻醉恢復期間，若發生緊急情況，同意接受貴院必要之緊急處理。

　　此致

○○○醫院（診所）

　　　　　　　　　　同意書人：　　　　　簽章

　　　　　　　　　　身分證統一編號：

　　　　　　　　　　住址：

　　　　　　　　　　電話：

　　　　　　　　　　與病人之關係：

　中　華　民　國　　年　　月　　　日

附註：

一、立同意書人，由病人親自簽具：病人為未成年人或無法親自簽具者，得由下列醫療法第四十六條第一項規定之相關人員簽具。

二、立同意書人非病人本人者，「與病人之關係欄」應予填載與病人之關係。

三、醫院為病人實施手術後，如有再度實施手術之必要，除有醫療法第四十六條第一項但書所定情況緊急者外，仍應依本格式之程序說明並再簽具同意書，始得為之。

四、醫療法第四十六條第一項規定：「醫院實施手術時，應取得病人或其配偶、親屬或關係人之同意，簽具手術同意書及麻醉同意書；在簽具之前，醫師應向其本人或配偶、親屬或關係人說明手術原因，手術成功率或可能發生之併發症及危險，在其同意下，始得為之。但如情況緊急，不在此限。」

五、診所實施門診手術時，準用本同意書。

資料來源：行政院衛生署84年8月14日衛署醫字第84052263號函頒

　　台灣的手術同意書在內容上過於簡陋，書寫的內容僅是
「疾病的診斷」，但疾病的診斷並不等同於開刀的條件，且大
部分的醫院都是一式一份，未能強化醫生的告知及說明，內
容上也未詳列任何有關手術的適應症、風險、併發症等，在
審閱上，病患也沒有足夠的審閱時間，一旦發生醫療糾紛時，
病患在舉證上將有所困難，權益可能無法受到充分保障。而
日本的手術同意書方面，雖然多了症狀的欄位，但其他部分
與台灣大同小異，也屬簡略的格式。由此可以了解，日本與
台灣在同意書的內容上都遠比歐美國家遜色。

　　台灣醫改會董事長張笠雲曾針對上述問題，提出強烈批
評，其批評的內容為：「部分醫療院所，利用手術同意書資訊
不清、病患與衛生主管單位拿不到同意書等缺失，來誘導病
人接受一些「可做、可不做」（亦即不做也行）的手術，藉機
賺取健保給付，枉顧病患權益，讓許多「不必要的手術」一
直在傷害病患[註38]」。醫改會執行長劉梅君亦表示，「以子宮切
除術的同意書為例，澳洲昆士蘭省政府版的版本在說明上就
非常詳盡，翻譯成中文可寫成九頁，遠遠超過國內各版本」。
她更強調，「同意書只是靜態的資料，重要的是醫師對病人的
親口說明[註39]」。所以醫改會建議手術同意書最少要製作四份，

[註38] 參閱國際厚生健康園區網站網頁資料。標題：「國內外手術同意
　　書大評比出爐！我國醫界三大巨頭同列倒數第一」網址：
　　http://www.24drs.com.tw/Daily/article_friendly.asp?x_no=927&page=53
　　2003 年 7 月 3 日。

[註39] 參閱中國時報網路資料。標題：「醫生不詳說病人不知情，亂切
　　除子宮每天 13 例」2003 年 7 月 4 日。網址：

一份給病人、一份給醫師，另兩份分別讓醫院與健保局存底，這樣如果遇到醫療糾紛時，病患才可以有所依據，多一份保障。除了提出同意書一式四份的理念外，醫改會也提出在病患簽署同意之前，必須讓病患充分了解手術前後的風險與情況，並且要給病患一定天數的審閱與評估，減少醫病雙方認知不同的問題；而在內容方面則應大大修改，詳細記載手術的範圍與方式、必要性、危險性、癒後情況、還有病人的聲明與醫生的聲明。

　　在強烈改革的需求及建議下，衛生署公告修正「手術同意書」格式，於九十三年一月一日起改用新版格式[註40]。新版手術同意書與舊版同意書最大的差別在於新版手術同意書有兩頁，多了醫師與病人的聲明，醫療院所在手術同意書上要載明疾病名稱、手術名稱和建議手術原因，讓病患動手術前能充分了解為何進開刀房。至於醫師聲明部分以勾選為主，一旦病人對手術有疑慮，醫師要對病患善盡說明義務，同時，說明時必須以病人及其家屬能懂的方式，而非一味的堆疊醫學名詞。另外有關手術原因、手術步驟、手術風險和成功率也是醫師應該說清楚、講明白的。新版手術同意書的第二頁是關於病人聲明的部分，病人在確定醫師已經說明，或是解釋手術預後的情況和不進行手術的風險後，要簽名以示負責。

---

　　http://web.my8d.net/luye/HEALTH/badmedicine.htm

[註40] 參閱網站 http://www.doh.gov.tw/ufile/Doc/衛生署手術同意書格式－定版修.doc

　　新版手術同意書讓病患至少可以提出自我的聲明[41]。根據醫事法律學會理事長吳建樑的看法，手術同意書無法排除醫療過失的責任，除非情況緊急的急診手術，醫師若未取得病患同意擅自動手術，是一種侵襲性的動作，可被視為「故意傷害罪」，手術同意書是確保醫療行為的正當性；但在合法情況下進行手術，出現醫療過失，則是「業務過失」，病患仍可提出告訴。另，手術的利弊、成功率也必須對患病詳加說明，使病患能在資訊充足的情況下做出對自己最好的判斷與決定[42]。

[41]衛生署新版手術同意書及麻醉同意書格式詳見附錄（十三）
[42]資料來源民生報 2003 年 11 月 18 日 A11 版醫藥新聞。

52

第三章　病患同意與醫師說明的義務——

「告知後同意」原則

　　早期無論西方、東方，在父權式的醫病模式下，醫生針對病情考量全部可行的醫療方式後，做出自認對病患最有利的治療判斷，整個醫病過程中，並不主動告知醫療資訊或針對治療方針進行說明，病患也無法自主的決定選擇何種治療，此種父權的醫療模式隨著人權意識的提升，醫療事故、醫病糾紛的增加，開始受到質疑。一九四七年「紐倫堡綱領」[註1]（Nuremberg Code）中發表了「告知後同意」原則（Informed Consent）的理論，一九六四年「赫爾辛基」宣言[註2]（Declaration of Helsinki）確立了「告知後同意」原則的思想，父權的醫病關係因而轉變。在「告知後同意」原則下，醫生有對病患提供醫療資訊，針對病情、治療方針等善盡說明告知的義務，病患在充分理解且自由意願下，行自發性同意或拒絕的權利。自此，醫病關係由單向的醫師決定，轉變為醫病之間雙向討論，有了共同意思決定的過程。這種轉變使弱勢的病患人權受到尊重。醫病關係有所互動，不僅增強了醫病間彼此的信賴，也使病患成為醫療關係的主體。

[註1] 「紐倫堡綱領」內容詳見附錄（十四）
[註2] 「赫爾辛基宣言」內容詳見附錄（十五）

「告知後同意」原則發展至今，雖有法律上的實質基礎，但本質上屬於倫理的命令註3。由於倫理上，有效的同意是根基於雙方互相尊重與過程中對意思決定的共同參與，因此醫療上許多潛在的風險，無法於事前詳細的表示，使「告知後同意」原則在適應上出現不少反對的聲浪，例如，病患是否真的擁有理解說明的能力？某些病情與治療方式因為詳細說明反而使病患震驚不願再度接受說明，另外精神病與癌症的告知也必須謹慎與家屬討論告知的程度，因此，歐美早有成熟基礎的「告知後同意」原則是否真能適合日本國情？日本現況對醫師說明告知的內容、範圍、免除責任的規定如何？判例、學說又如何主張？是本章主要探討的議題。

第一節　「告知後同意」原則的歷史經緯

第二次世界大戰期間，德國納粹黨曾經實施非人道的人體實驗。當時一群德國醫師在納粹的命令之下，以被俘虜的猶太人為對象，進行了一連串駭人聽聞的人體醫學實驗。這些被俘虜的猶太人未經告知即被當成活生生的實驗對象，處在現代人權高漲的時代，實難想像。一九四五至一九四六年間，紐倫堡審判庭對此納粹所實施的非人道行為進行了公開審判。一九四七年紐倫堡審判庭針對人體實驗的適用性，提出十項原則，強調實驗對象必須出於自願，且完全了解實驗

註3 參閱劉文瑢著，《醫事法要義》，合記圖書出版社，1999 年，第212 頁。

內容。此十項原則也就是現在通稱的「紐倫堡綱領」
（Nuremberg Code）為現今醫學倫理研究的重要資料，亦是「告
知後同意」原則（Informed Consent）思想的源起，由美國的
法官在一九四七年所謂的「醫師的審判」（Doctors' Trial）中
所訂定。這思想的源起嗣後在一九六四年「赫爾辛基宣言」
（Declaration of Helsinki）中，明文規定並強調，臨床試驗必
須得到病患的同意，至此「告知後同意」原則的思想始告確
定[註4]。

根據長庚大學楊秀儀教授在台灣法學會「紀念世界人權
宣言五十週年」學術研討會的論文報告[註5]，「赫爾辛基宣言」
和「紐倫堡綱領」中關於進行人體實驗之原則規定如下：

一、　需事先徵求受試人在自由意志情況下之自願同
意，且此受試人必須具有同意之法律能力；受試人
對於實驗所涉及之內容有一定程度之瞭解。

二、　實驗本身設計的目的是為人類社會之福祉。

三、　進行人體實驗前必須先有實驗室及動物實驗依據。

四、　盡力避免對人體身心的傷害，一旦實驗進行中發現
對人體有害，應立即停止。

[註4] 參閱劉文瑢著，前揭書，第213頁。

[註5] 引自楊秀儀教授美國經驗的考察學術研討會論文報告，「誰來同
意？誰作決定？從告知後同意法則談病患自主權之理論與實
際。」，台灣法學會，「紀念世界人權宣言五十週年」學術研討
會論文網路資料，87年12月。網址：
http://hcm.cgu.edu.tw/looseleaf/hsiui/誰來同意

　　五、必須在合法機關監督下，由具備資格者進行實驗；
　　　　且必須事先擬好補償措施。

　　「紐倫堡綱領」對戰後各國醫師帶來相當大的衝擊，尤其
是歐美的醫生感受深刻。現今，在歐美的司法史上及醫療史
上，「告知後同意」原則早已是成熟的醫療理念，並且受到法
界及醫界尊崇[註6]。日本當時處於戰後的混亂期，資訊來源取得
緩慢，醫生對於「紐倫堡綱領」對戰後各國醫師所帶來的衝擊
了解者並不多[註7]。一九七二年，美國醫院協會提出「病患權利
章典」[註8]，病患人權的議題在學界及醫療現場備受討論。一九
八三年美國總統雷根發表了有關「醫療、生物醫學、行動學等」
的研究報告，有關「告知後同意」原則的調查結果也整理在內。
據該報告指出：「基於自己的價值觀和人生目標，病患本人有
權決定醫療的內容。」，至此「告知後同意」原則始告明文化[註9]，病患至此得以合法的參與自己的醫療決定。

　　在日本，「告知後同意」一詞第一次出現是在一九七五年
世界醫師會總會於東京所召開的大會上，當時的譯文是「イン
フォームド.コンセント」（Informed Consent）。由日文直譯的
內容來看是「說明和同意」的意思，看似簡單，但在醫療現場
卻含有很深的意涵。此一詞意味著醫師在治療病患之前，必須

[註6] 參閱劉文瑢著，《醫事法要義》，合記圖書出版社，1999 年，第
212 頁。

[註7] 參閱水野肇著，《インフォームド.コンセント医療現場におけ
る説明と同意》，中公新書，1993 年，第 21 頁。

[註8] 「病患權利章典」內容詳見附錄（十六）。

[註9] 參閱劉文瑢著，前揭書，第 213 頁。

以簡單易懂的方式對病患說明治療的方法、內容、風險等，提供病患充分的資訊，在病患了解的基礎上，取得病患自發的同意決定，屬於「醫療上」的告知和同意[註10]。不過，當時包括醫生在內，能夠理解此一詞語者並不多，這可能與日本醫療文化、醫療從事者的保守態度有關。直至近年，因為外國的影響、傳媒的介紹、「インフォームド.コンセント」一詞在日本才普遍被見到。除了傳播媒體的介紹、國外的影響外，眾多的醫療糾紛也使部分病患一改過去信賴醫師交由醫師全權做主的看病模式，轉而參與治療上的決定。此時，日本的醫療現場為了建立良好的醫病關係，醫療一方與病患一方互相接近，「インフォームド.コンセント」一詞才逐漸普及化，一九九三年日本成立了「告知後同意原則檢討會」討論如何普及「告知後同意」原則。由於不少專家覺得，日本人權思想尚未成熟，若將「告知後同意」原則法制化導入醫療現場，將與日本良好的醫療文化互相矛盾，扼殺醫師與病患之間的信賴關係，與其急著法制化，不如訴之「醫生的良心」來強化醫病的倫理關係。於是一九九五年七月，日本厚生省公開表示「告知後同意」原則的法制化時期尚早[註11]。雖然「告知後同意」原則受到日本文化、醫療習慣的影響，不如國外的普遍，但本論文認為，尊重病患自我決定權的趨勢會隨著人權教育的普及，逐漸深耕於日本醫

[註10] 參閱關根徹著，《日本の医の倫理歴史と現代の課題》，学建書院，2001，第 125 頁。

[註11] 參閱關根徹著，《日本の医の倫理歴史と現代の課題》，学建書院，2001，第 143-145 頁。

療現場。日本會在自己的倫理觀或醫療理念上花些時間摸索出
符合日本國情、屬於日本式的「告知後同意」原則來與日本風
土文化密切接著。

第二節　病患同意與醫師的說明義務

由於醫生與病患之間的醫病關係會隨著醫生或病患的人
格特質或價值觀產生不同的呈現，此呈現的結果直接影響到
「告知後同意」原則的實踐與運作，因此，本節將由醫病關
係開始探討，再論證到病患的同意與醫師的說明義務。

一、早期父權文化下的醫病關係

早期的西方醫療文化與現今的東方醫療文化一樣被詬病
為醫療父權文化，究竟醫療父權文化的模式指的是什麼？父
權文化下醫病關係又為如何？長庚大學楊秀儀教授在台灣法
學會「紀念世界人權宣言五十週年」學術研討會中做了如下
的闡述[註12]：

> 「在父權主義的醫療模式下，病患想要了解病情，參與
> 決定的權利及意願完全得不到重視。因為父權主義的假
> 設前提就是：病患像小孩子一樣，不知道什麼決定才是

[註12] 引自楊秀儀〈誰來同意？誰作決定？〉，台灣法學會「紀念世界
人權宣言五十週年」學術研討會論文報告網路資料。
http://hcm.cgu.edu.tw/looseleaf/hsiui/%E5%80%8B%E4%BA%E7%B6%
B6%B2%E9%A0%81%E8%B3%87%E8%A8%8A.html#誰來同意。

對自己最好的決定，所以告訴病患太多的資訊只會引起
不必要的焦慮。這種觀念使得很多醫師對待病患的態
度，就好像病患是弱智低能兒一樣，不屑於跟病患討論
病情，更遑論諮詢尊重病患的意見。父權式的醫病關係
乃是認為：普通病患欠缺足夠的知識及判斷能力來衡量
不同治療手段的利害得失；相對於此，醫師則因其所受
的專業訓練以及臨床上的執業經驗，使得他們具有比病
患更好的判斷力，來決定何種治療手段是符合病患的最
大利益。根源於希波克拉底斯的西方醫學傳統，父權式
地賦與醫師全權照顧其病患的責任與義務，這個義務的
內容包含了以病患的最大利益為依歸替病患做決定，不
管此決定本身事實上是否符合病患自己的價值觀和意
願。舉例言之，父權式的醫師會有意的隱瞞一些重要醫
療資訊，因為他認為病患也聽不懂一些高技術性的醫學
術語，或者他認為病患不想聽；甚至醫師會擔心病患知
道愈多的資訊後，反而會著眼于眼前的利益，而忽略了
更長程的風險。」

　　以上是楊教授所闡示的父權醫療模式。其中提到「希波
克拉底斯的西方醫學傳統，父權式地賦與醫師全權照顧其病
患的責任與義務」。此處楊教授所提到的「希波克拉底斯」乃
西方醫學之父，曾於兩千多年前寫下「希波克拉底斯的誓言」
（Hippocratic oath），即現今醫學院畢業的學生所宣讀的「醫

師誓詞」[註13]。本論文針對此部分訪問了台北醫學大學婦產科主任張景文醫師,依照希波克拉底斯的誓言,醫生盡自己最大的良知與能力追求病患最大的利益,在這樣的一個倫理基礎下,「命令－服從」式的父權醫病關係,會不會造成由醫師替病患做決定的執業習慣?張醫師的答案是肯定的,不過現今由於人權意識的逐漸抬頭,加以醫療糾紛頻傳,在醫療行為上,不少醫生已經開始學會尊重病患意見,醫病關係轉而變為病患自主決定的關係,當然現今基於信賴關係的醫病關係也是不少,至於尊重病患與否需視醫生個人人格特質與價值觀而定。

二、現代醫療現場的醫病關係

根據日本東京大學法學部樋口範雄教授的見解,他將醫師與病患的關係區分為下列三種[註14]:

[註13] 希波克拉底斯為西方醫學之父。兩千多年前寫下「醫師誓詞」。希氏的醫師誓詞現為醫學系畢業生的醫師誓詞,其內容為:「准許我進入醫業時:我鄭重地保證自己要奉獻一切為人類服務。我將要給我的師長應有崇敬及感戴;我將要憑我的良心和尊嚴從事醫業;病患的健康應為我輩首要的顧念;我將要尊重所託予我的祕密;我將要盡我的力量維護醫業的榮譽和高尚的傳統;我的同業應視為我的同胞;我將不容許有任何宗教、國籍、種族、政見或地位的考慮介乎我的職責和病患之間;我將要最高地維護人的生命,自從受胎時起;即使在威脅之下,我將不運用我的醫業知識去違反人道。我鄭重地、自主地並且以我的人格宣誓以上的約言。」資料來源:國立陽明大學醫學系網頁。網址:http://www.ym.edu.tw/md/new_page_153.htm

[註14] 參閱樋口範雄,「病患の自己決定權」,岩波講座『現代の法14』,岩波書店,1998 年,第 83-92 頁。

（一）恩惠模式

在恩惠模式下，醫病關係中醫生擁有絕對權威，醫師與病患之間的關係是專家對外行的關係，兩者間不對等。醫療是醫生的職責，具高度專業性，醫生應行正當的醫療，且在醫療的專門領域上擁有絕對的決定權力，醫療問題全屬於醫師領域，病患必須背負治療終結產生的結果。因此，在恩惠模式下，醫師不考慮將治療的決定委由病患，是推翻病患自我決定權的模式。醫師與病患關係的內容非依當事者自由而定，而是從關係自體所產生。醫生有診斷治療之責，病患期待其完成，不僅期待，病患還有不妨礙而協助之責，只是醫學上的不確實性讓醫師無法保證治癒的結果。在恩惠模式下，醫師為治癒病患盡最大的責任，此為醫師倫理，亦是對病患的恩惠。

（二）契約模式

在日本，醫師與病患的關係被視為契約關係。若醫師與病患是契約關係，則病患不僅有自己決定的權利，也有為自己的決定負責任的義務，因此契約模式可說是病患自我決定權行使的模式。在此模式下，醫師和病患間的關係雖然是專家對外行，但屬於對等關係，醫療的最終決定權屬於病患自己擁有。對等當事者的醫生也因此沒有行治療的絕對義務。因此，醫師病患間的關係可以因契約的解消而解除。契約模式下，醫師與病患關係的內容以當事者自由而定。病患傳達什麼希望，醫生回應，在回應範圍內行合意下的治療。因為醫學的不確定，通常醫生無「保證治癒」的約束。無庸置疑，

醫生盡自己的義務就是病患的利益，醫生從此契約中得到診
療報酬，醫生為病患圖利益是基於契約。

（三）信任委託模式

　　信任委託的特色為一方依存他方的一種信賴關係，當事
者間並非對等，依照一方當事者的依賴，他方接受而成立關
係。在此關係中依賴的內容可以雙方自由的訂定，病患有選
擇的自由。但為了履行「忠實義務」，在信任委託模式下，
受託者必須保護受益者利益。病患對醫生有信任的義務，醫
生對病患有提供醫療資訊的義務，以盡受託者忠實的義務。
在信任委託模式下，病患信賴醫生所提供給自身的相關醫療
資訊，醫師為病患發揮專門的技術。在信任委託模式下，病
患信賴醫師，將自己委託與醫生，病患可以在醫生提供醫療
資訊和建議之下加以決定，也可以僅自己決定，更可以委託
醫師決定後再撤回委託。

　　除了上述專家的分類，日台民眾對醫病關係的看法又是
如何呢？本論文撰寫前，曾經設計問卷針對日本學者的分類
進行了問卷調查，根據調查結果顯示，二百三十位日本受訪
者中有一五五位（百分之六十七點四）的受訪者認為，醫師
與病患間的關係屬於第三種信任委託模式。而台灣地區六百
五十位受訪者中，有五百二十四位（百分之八十點六）的受
訪者認為醫師與病患間的關係屬於信任委託模式。無論日
台，問卷呈現的結果都是「信任委託」佔最多，其次是契約
模式，最後是恩惠模式。茲將三種結果的比率數據表列如下：

表（3-1）日本病患人權問卷調查統計表

您覺得醫病關係中，醫生與病患之間是一種信任委託關係？還是契約關係？還是恩惠？

		次數	百分比	有效百分比	累積百分比
有效的	信任委託	155	67.4	70.1	70.1
	契約關係	61	26.5	27.6	97.7
	恩惠	5	2.2	2.3	100.0
	總和	221	96.1	100.0	
遺漏值	未作答	9	3.9		
總和		230	100.0		

表（3-2）台灣病患人權問卷調查統計表

您覺得醫病關係中，醫生和病患之間的關係是一種信任委託關係？契約關係？還是恩惠？

		次數	百分比	有效百分比	累積百分比
有效的	信任委託關係	524	80.6	80.7	80.7
	契約關係	109	16.8	16.8	97.5
	恩惠	16	2.5	2.5	100.0
	總和	649	99.8	100.0	
遺漏值	未作答	1	.2		
總和		650	100.0		

　　無論日本或台灣，根據訪問所做的統計結果，數據都明顯偏向「信任委託」模式。本論文認為這結果可以從兩方面來討論。第一，可能是因為文化性及長期的醫病倫理使然。例如，日本人的民族性不太喜歡過於主張自己的意見，認為在團體中主張自我會對他人造成困擾，這種習慣使得許多病患在醫療現場也受到影響，很容易將攸關身體健康的事委託給專家來決定，相信醫生會盡受託者忠實的義務，當然也有部份病患是因為醫療常識不足，在醫病資訊不對等的情況下，無法做出正確判斷，所以將判斷、決定的權利交回給醫師來做裁量，故而問卷回答傾向於信任委託的模式。第二，

因部分病患對病患人權知識不足，醫病關係建立在對專業權威的順從上，醫生和病患的關係是非理解性的和諧，病患對醫囑的順從夾雜著對專業知識的陌生和敬畏，在面對知識所有者時，人們往往失去對醫生談判、協商的意念，從而產生由醫生進行裁量的順從心理[註15]。

醫病關係除了上述看法外，日本自治醫科大學醫師箕倫良行在其與佐藤純一合著的《医療現場のコミュニケーション》一書中，曾引用美國學者對醫病關係的看法，輔以自己在日本醫療現場的實務經驗，結果認為醫生與病患的醫病模式可以區分為以下的四種：

（1）家長型

在家長型的模式中，醫生的角色等於父母和保護者。醫生根據自己的意見、考量，強調對病患最好的治療方式以得到病患的同意。此種模式以醫生的考量為優先，輕視病患的選擇。例如：「治療法只有一個 A 法，請考慮 A 法」。

（2）討論型

在討論型的模式中，醫生的角色等於老師或朋友，醫生對病患說明，提供必要的醫療資訊供病患決定。提供資訊之後更進一步以專家身分說明意見、想法。暗示、支援病患合理的選擇。例如：「治療法有 ABC 三種，如果是我的話，我會選 A，您和家人覺得呢？」

[註15] 參閱張苙雲著，《醫療與社會──醫療社會學的探索》，巨流，1998 年，第 227 頁。

（3）顧問型

在顧問型的模式中，醫生的角色等於顧問。醫生在病患的意思決定上提供必要的資訊及說明，觀察病患擁有什麼價值觀，明示病患在什麼地方有困擾之後，結合病患的價值觀與困擾，提供病患治療方法上的選擇及協助，例如：「治療方法有 A、B、C 三種，若考慮 A、B 兩種治療方式，會對病患身體產生侵襲。若選擇 C 則必須注意成功率很低，如此的話，不妨可以考慮採用 C 和 A 各一部分，結合治療看看……。」

（4）資訊提供型

在資訊提供型的模式中，醫生的角色等於資訊專門家。在病患的意思決定上，醫生提供必要的資訊與說明，之後如何決定？則全權交給病患，與模式 A 相反，醫生完全沒有建議，徹底尊重基於病患價值觀的決定。例如：「治療法有 A、B、C 三種。若您們考慮 A、B 兩種會帶給病患身體上的侵襲。若選擇 C，則必須注意成功率很低。看您的決定。」

為方便讀者比較上述四種型態，本論文將上述四種醫病模式整理成表格，表列如下：

（3-3）醫生與病患的醫病關係

醫生與病患的四個醫病模式			
模式（Ⅰ）	家長型	醫生的角色＝父母和保護者	醫生根據自己的意見、考量，強調對病患最好的治療方式以得到病患的同意。 此種模式以醫生的考量為優先，輕視病患的選擇。例如：「治療法只有一個 A 法，請考慮 A 法」
模式（Ⅱ）	討論型	醫生的角色＝老師或朋友	醫生對病患說明，提供必要的醫療資訊供病患決定。提供資訊之後更進一步以專家身分說明意見、想法。暗示、支援病患合理的選擇。 例如：「治療法有 ABC 三種，如果是我的話，我會選 A，您和家人覺得呢？」
模式（Ⅲ）	顧問型	醫生的角色＝顧問	醫生在病患的意思決定上提供必要的資訊及說明。觀察病患擁有什麼價值觀以明示病患在什麼地方有困擾之後，結合病患的價值觀與困擾，提供治療法上的選擇及協助。 例如：「治療法有 ABC 三種。若您們考慮 AB 兩種治療方式會造成病患身體上的侵襲。若選擇 C 則必須注意成功率很低。如此的話，不妨可以考慮用 C 和 A 各一部分結合治療看看⋯⋯」
模式（Ⅳ）	資訊提供型	醫生的角色＝資訊專門家	在病患的意思決定上醫生提供必要的資訊與說明。之後如何決定？則全權交給病患。與模式 A 相反，醫生完全沒有建議。徹底尊重基於病患價值觀的決定。 例如：「治療法有 ABC 三種。若您們考慮 AB 兩

			種會帶給病患侵襲。若選擇 C 則必須注意成功率很低。看您的決定。」

資料來源：箕倫良行，佐藤純一著，《医療現場のコミュニケーション》，医学書院，1999 年 11 月，第 139 頁。

　　從上述分類的內容來看，無論哪種模式，似乎都與醫生個人的特質有關，例如模式（Ⅰ）中的醫生相當主觀，且站在家長和保護者的立場，以自己為中心，輕視病患的選擇權與前述的父權醫病模式或日本學者定義的恩惠模式一樣，忽視病患的自我決定權。模式（Ⅳ）中，醫生雖然對病患提供了各種資訊，但卻將決定的責任完全推給病患，表面上非常尊重病患，但有可能使社經地位、教育程度低的病患承受過大壓力，因為，這類病患可能沒有能力自我做決定，以至於最後還是得依賴醫師的判斷。

　　本論文認為，無論醫生的個人特質如何？醫師在醫療上畢竟是行家，對專業的掌握一定勝過外行的病患，倫理上，應該站在病患的立場，將心比心，提供病患充分的醫療資訊及說明，包括病情、治療方針、處置、用藥、預後情況及可能的不良反應等，若為手術，還須告知手術的成功率及風險，讓病患根據這些訊息來決定是否接受該當醫療。倘若病患欠缺理解能力或無行為能力，則可透過家屬或其代理人、監護人一同來協助病患在充分的資訊下，參與自己的醫療過程。畢竟，醫師是通過國家考試的專業人士，尊重病患權利就是尊重自己的專業，也是回饋國家對其所賦予的專業肯定。

三、說明告知義務的分類

　　六十年代登上歐美醫療現場的「告知後同意」原則，是守護病患生命利益，實現安全醫療的一種準則，其理想在於病患能主張自我決定，挑戰醫生的裁量權，讓醫病關係得以脫離上對下的單向執行，打破傳統醫生的單向與專斷，改以互相交流，以確保病患能得到安全且有效的醫療。由於醫療現場嚴重的資訊不對稱，病患因而容易對醫療產生錯誤期待，當治療結果不如預期，極容易產生醫療糾紛。因此，如何強化醫病資訊的流通，改變單向專斷的醫療模式、建立醫病互信的合作關係，遵行說明告知的義務，是醫療現場預防醫療糾紛應努力的方向。

　　眾所皆知，醫療行為常伴隨對身體的侵襲，例如顯影劑的注射、化學療法、胃鏡、腹腔鏡檢查等，尤其手術，醫師若專斷獨行，在醫療糾紛發生時，想主張自己免責將有所困難。在日本曾有一個相當著名的相關判例。一名女性乳腺癌病患於割除右側乳房手術時，醫師未經該病患同意，連同左側乳房一併割除，雖然醫師主張乃因病患左側乳房也有乳腺炎跡象，故同時割除，但，法院認為，未得病患同意的手術對病患身體是一種違法侵害，除非病患的生命有立即的危險、或欠缺承諾能力，或沒有可以代為承諾者，醫師進行另項手術時，應該得到病患的同意。本項判決未以醫師的裁量權為優先考量，而是採用了「告知後同意」原則，是日本「病

患自我決定權」實踐的重要判例[註16]。但是醫師究竟必須說明到怎樣的程度卻成為問題？依據北海道醫療大學教授久久湊晴夫的定義，說明義務可分為下列三類[註17]：

（一）根據「病患自我決定權」的說明義務

病患選擇接受醫療與否，在享有決定權利的同時，對內容也有選擇決定的權利，此項權利受日本憲法十三條所保障。因此，醫師在尊重「病患的自我決定」下，對醫療內容負有讓病患能夠清楚判斷的說明義務。若違反此義務則以侵害病患人格權負刑事、民事責任（不法行為的損害賠償責任）。

（二）根據「醫療契約」的說明義務

醫師身為醫療契約的當事者，對於病患或病患家人負有說明該當診療契約內容的義務（日本民法第六四四、六四五條）[註18]。特別是治療方法伴隨著某些危險時，更須對該當治療方法進行必要且充分的說明，如說明怠慢視為違反契約（不完全履行）及誠信原則，追究其民事責任（債務不履行的損害責任）。

[註16] 日本東京地方裁判所，昭和 46 年（1971 年）5 月 19 日判決，下級裁判所民事判例集，第 22 卷，第 5.6 號，第 626 頁。

[註17] 參閱久久湊晴夫著，《やさしい医事法学》，成文堂，2001 年，第 18 頁。

[註18] 日本民法第 644 條，有關事務處裡的善管義務（委任）：「受委任者應遵從委任的宗旨，善盡良善管理者之注意，負處理委任事務的責任。」，第 645 條（受委任者的報告義務）]：「受委任者在委任者有所請求時，必須隨時報告委任事務之處理狀況，且委任終了不得延遲報告始末。」

（三）根據「醫師職務」的說明義務

日本醫師法第二十三條：「醫師在診療時必須對病患本人或病患之保護者就療養方法、其他保健提升的必要事項善盡指導之責」。此保健指導義務也包含醫療內容的說明。若醫生怠忽說明以致損害發生，將被追究違反責任（不法行為責任的損害賠償責任）。

台灣對醫師的說明告知義務在醫師法十二條之一、醫療法之第十六、五十七、五十八條，安寧緩和醫療條例第八條，優生保健法第十一條等，皆有明文規定[註19]。最高法院也有判

[註19] 參閱許純琪，「談我國法上醫師告知義務之民事責任」，『萬國法律』，2004年2月號，第2-3頁。醫師法第12條之1：「醫師診治病患時，應向病患或其家屬告知其病情、治療方針、處置、用藥、預後情形及可能之不良反應。」醫療法第十六條：「醫院實施手術時，應取得病患及其配偶、親屬或關係人之同意，簽具手術同意書及麻醉同意書；在簽具之前，醫生應向其本人或配偶、親屬或關係人說明手術原因，手術成功率或可能發生之併發症及危險，在其同意下，始得為之。」第五十八條「醫療機構診治病患時，應向病患或其家屬告知病情、治療方針及預後情形。」，醫療法施行細則第五十二條「教學醫院依本法第五十七條規定取得接受試驗者或其法定代理人之同意，應做成書面，並載明：一、試驗目的及方法。二、可能產生之副作用及危險。三、預期試驗效果。四、其他可能之治療方式及說明。五、接受試驗者得隨時撤回同意。」，安寧緩和醫療條例第八條：「醫師為末期病患實施安寧緩和醫療時，應將治療方針告知病患或其家屬。但病患有明確意思表示欲知病情時，應予告知。」，優生保健法第十一條「醫生發現患有礙優生之遺傳性、傳染性疾病或精神疾病者，應將實情告知病患或其法定代理人，並勸其接受治療。」，第十一條第二項：「懷孕婦女實行產前檢查，醫師如發現有胎兒不正常者，

決說明：「醫院實施手術時，應取得病患或其配偶、親屬或關係人之同意，簽具手術同意書及麻醉同意書，在簽具之前，醫生應向其本人或配偶、親屬或關係人說明手術原因、手術成功率或可能發生之併發症及危險，在病患同意下始得為之。施行手術後，如有再為病患施行手術之必要，除有醫療法第四十六條第一項但書規定之「緊急情況」外^{註20}，應仍受同條規定之限制，於取得病患或其配偶、親屬或關係人之同意，並簽具同意書始得為之^{註21}」。

　　本論文第二章第四節曾舉過相當多「說明告知」有關的日本判例，判例顯示，醫療糾紛的發生，多半與醫師忽忽說明有關。二〇〇三年七月，筆者住院手術，同病房鄰床一名蔡姓女病患遵醫囑住院，行腹腔鏡子宮肌瘤割除術，開刀結果，發現肚子上有與腹腔鏡手術顯然不同的十餘公分傷口，且疼痛不堪。蔡姓病患之所以答應手術是因為腹腔鏡手術比傳統手術傷口小，恢復快，但手術結果卻是傳統手術，傷口長達十多公分，讓蔡姓女病患極為憤怒。此為發生在筆者住院時的實際案例，其他還有更多相關的醫療糾紛，不斷地出現在媒體上，顯現醫療現場尊重病患自我決定、善盡說明告

應將實情告知本人或其配偶；認為有施行人工流產之必要時，應勸其施行人工流產。」民法第一百八十四條第二項規定：「違反保護他人之法律者，推定過失。」
^{註20}所謂『緊急情況』，乃指病患病情緊急，而病患之配偶、親屬或關係人並不在場，亦無法取得病患之同意，須立即實施手術，否則將立即危及病患生命安全之情況而言。」
^{註21}台灣最高法院八十六年台上字第五六號判決。

知的觀念尚待醫界努力實踐，否則醫療糾紛一但發生，不僅
傷害病患，一旦訴訟，曠日費時，萬一敗訴賠償金額都不在
少數。例如，前述所舉的日本乳腺癌割除判例，因醫生未經
病患同意，割除病患另側乳房被判賠一百五十萬日圓，其他
因醫療糾紛付出高額賠償的案例還有很多，實在不勝枚舉，
因此，日本現狀對於需住院的疾病或手術，特別是具有侵襲
性的檢查，會強烈要求遵守「告知後同意」原則，以對病患
進行充分的說明，尤其心臟、腦神經領域的診療，骨髓或腎
臟的移植等高度先進的醫療，同時規定，對於癌症末期的醫
療與安寧療護都包括在「說明告知」的範圍內。實際上，對
於需要化療的非末期癌症病患更須以「告知後同意」的原則
來進行醫療的過程，因為病患自覺性的協助，直接影響到治
療的效果和預後[22]。

　　早期傳統的醫療型態中，病患和醫生是個人對個人的關
係，即所謂的「父權」的醫療關係，醫師有絕對的權威，對
病患的所作所為都被認為是為病患好，不會遭受批評；而病
患基於信賴醫師的專門知識、技術、人格而接受治療，相信
醫生會以對病患最有益的方式善盡治療的義務，且對自己的
治療能夠清楚而負全責，亦即病患對於是誰治療自己，誰對
自己的治療盡全責非常了解。然而隨著醫療環境的改變、醫
療科技的進步，醫院組織化後，大量的病患使病患和醫師之
間的關係產生變化，除非在小診所中一對一的接受診治，在

---

[22] 箕倫良行，佐藤純一著，《医療現場のコミュニケーション》，
医学書院，1999 年 11 月，第 61 頁。

整個醫療體系中，病患很難從多數的醫療從事者中了解到是誰該對自己的診治，負上全責。例如，到底是麻醉師，還是護士打針不當？是藥師開錯藥呢？還是醫療設施的受污染或不完善？因此，今日的病患更該有知的權利、充分了解有關治療上的資訊，保障病患自我決定權的實踐，萬一運氣不好受到醫師失當的治療還可以透過法律上的救濟為病患爭取應有的權利。相對於病患的權利，醫師則有善盡說明解釋的義務，手術前多一分溝通，手術後少一分糾紛。

在日本，為了預防及減低醫療糾紛的發生，部分醫院在運作方針中，特別將診斷書的閱覽、複製、病歷的公開列入在病患權利宣言中，強化醫院的「告知後同意」原則[註23]。而日本為了確保病患權利，也曾於一九九二年十一月六日，發表有關病患的權利宣言（日文原文為「患者の権利章典」），此宣言背景是一九七二年美國醫院協會為喚起公眾、醫療從事者注意以下病患的權利內容加以發表的[註24]。宣言內容翻譯如下：

病患權利宣言

1、　病患有權受到體貼而尊重的照顧。
2、　病患有從主治醫師處取得有關診斷、治療及預後的充分資

[註23] 參閱病患の権利オンブズマン編，《医療事故カルテ開示病患の権利》，明石書店，2001 年，第 128 頁。
[註24] 參閱久々湊晴夫著，《やさしい医事法学》，成文堂，2001 年，第 14 頁。有關病患權利宣言之日文原文為「患者の権利章典」，詳見附錄（十六）。

訊的權利。醫師要以病患能夠合理期待的、理解的語言將
資訊告知。若病患本身意識不清應將資訊告知相關代理
人、監護者。病患有權知道照顧、負責醫療的醫師姓名。

3、 在開始醫療處置、治療行為前，除緊急狀況外，病患有權
自醫生本人處獲得必要、充分的資訊。若醫學處置上有潛
在危險、副作用或可選擇其他替代治療方式時，病患都有
權知道。病患有權知道醫療處置及負責治療行為的醫師姓
名，除緊急狀況外，任何同意書上都應該記載明確的醫療
程序、治療方式、醫療風險及可能需要的休養期等。

4、 病患有權要求院方將個人有關的醫療計畫保密。病患在
法律允許限度之下，有拒絕治療的權利。因拒絕治療所
產生的結果病患有知的權利。

5、 病患有權拒絕非醫療相關者列席參予有關病例的討論、
檢查、治療。

6、 病患有權要求，針對與其個人疾病有關的所有聯絡、紀
錄加以保密。

7、 病患有權要求醫院，在該院能力許可範圍內，對病患提供
服務，例如緊急情況下的轉診，轉診的需要及相關資訊，
必須對病患提供充分資訊，而轉診機關也必須接受轉診的
病患。

8、 病患有權取得照料醫院的相關資訊及其他醫療照顧、教
育機構資訊的權利。病患有權了解治療自己的相關專門
人員的相互關係、姓名。

9、 病患對人體實驗的實施有接受建議的權利，當然相對的
也有權拒絕此類研究計劃。

10、病患預約時，有權知道主治醫師及看診場所。病患出院
　　後，有權知道必要及繼續的照顧是由誰擔任及其代理人
　　為誰？有哪些相關機構？等相關資訊。

11、不論病患支付何項費用，都有權要求醫院說明及檢查各種
　　帳單的內容。

12、病患有權知道適用於病患的醫院規則。

　　上述宣言提出多項患者權利，雖非法令可以強制遵行，但
至少對有心提供患者完善服務的醫院是很好的指導原則，因為
醫院不只是醫院，在營利之餘，尚須承擔疾病預防、臨床實驗、
維護病患人權之責。因此，除了關心病患、承擔維護病患人權
與實踐病患人權的雙重角色外，在醫院的運作上，更須加強醫
療人員的人權教育，要求員工在專業領域上持續精進吸取新
知，以便在尊重病患的前提下，隨時對病患做最好的治療與照
顧，而此宣言也可提醒病患自身擁有的權利，值得參考。

四、減輕或免除說明義務的類型

　　醫療現場說明義務減輕或免除的類型大致可分為以下幾
種[註25]：

（一）緊急情況：

　　　當病患身體安全與生命發生緊急情況時，為保護病患
　　　生命及身體安全，病患自我決定權應受限制。例如，
　　　遭受重大意外事故生命垂危者，由於陷入昏迷，已無

[註25] 參閱劉文瑢著，《醫事法要義》，合記圖書出版社，1999 年，第 219 頁。

法進行承諾，在無法通知親屬或監護人、代理人的情
況下，醫生為挽救病患所採取的緊急救治措施是可以
免除說明義務的。

（二）低危險程度：

病患症狀為低危險症狀，或危險發生頻率很低，日本
判例傾向減輕或免除說明義務。例如，輕微的感冒。
一般病患都有感冒的基本保健常識，醫生減輕或免除
說明義務並不至於造成病患的生命危險。

（三）病患無能力：

病患本身沒有判斷、承諾的能力。如，未成年者、老
年痴呆、植物人等。此時病患無能力了解或同意醫生
的說明，醫生可減輕說明，但是醫生不能以此主張免
除責任。因為治療上若有風險，或將進行侵犯性的治
療時，病患若有家屬或監護人、代理人，醫師需對家
屬或監護人、代理人善盡說明的義務，由家屬或代理
人代為判斷、決定及承諾，醫生不能進行專斷治療。

（四）法律有特別規定：

如，法定傳染病的預防注射（攸關國家衛生及公眾健
康），嚴重精神病患的強制住院等。

（五）對病患有不良影響：

若病患接受說明後會有不良影響，在日本，醫師有權
減輕、省略或免除說明義務。

（六）病患有醫學知識：

病患如為醫生或護士等具有醫學知識者。日本判例認為醫生或護士等，醫學知識在一般人之上，故認為省略說明義務無妨[註26]。

（七）病患要求放棄說明：

並非所有病患都欲了解治療上的危險，少數病患對顯影劑的注射、內視鏡的檢查或血管攝影等伴隨危險的說明感到震驚與排斥，會主動表達不願意接受醫生的說明。

在日本，除了可以免除或減輕說明義務的情況外，醫師若未盡說明告知的義務行專斷治療的行為，其治療結果若造成病患身體利益的受侵害，甚至造成病患死亡，除刑法上構成犯罪外[註27]，在民法上對病患生命、身體造成不法侵害的行

[註26] 東京地方裁判所判決，昭和 56 年（1981 年）12 月 21 日。

[註27] 日本刑法第 199 條：「殺人者處以死刑、無期徒刑或三年以上有期徒刑。」，第 204 條（傷害）:「傷害他人身體者、處十年以下有期徒刑或三十萬円以下罰金。」，第 205 條（傷害致死）:「傷害他人身體因而致人於死者，處二年以上有期徒刑。」，第 208 條（暴行）:「施暴於人未致傷害者處二年以下有期徒刑或三十萬円以下罰金或處以拘役。」，第 209 條（過失傷害）:「因過失而傷人者，處三十萬円以下罰金」，第 211 條（業務上過失致死傷等）:「業務上怠忽必要的注意致因而使人死傷者處以五年以下或拘役或五十萬円以下罰金。因重大過失致人死傷者亦同。」

為也須負責[註28]，然而，醫療現場癌症、愛滋病、精神病等，在告知上有其困難，病患知的權利很重要，但不想知道的權利也必須被理解，亦即病患有選擇的權利。日本厚生省曾經在一九九五年公開發表「告知後同意的檢討報告書」，提到為了不讓病患接受衝擊，說明告知應該考慮病患能夠忍受的時期及告知的方法，以提供病患適切的處置及治療[註29]。這樣的建議內容，事實上證明「病名的告知」在日本並非想像中的容易，以癌症為例，初期癌症與中期、末期癌症，在癌症的告知上，病患承受的能力不可能一樣，當已經威脅到生命的情況時，願意知道病情的病患，醫師可以對病患說明治療上的可能性、鎮痛醫療發達的程度、安寧療護的普及等，但不願知道的病患，在告知上就沒有如此簡單了。再者，對於一般人不太能夠接受的精神病，愛滋病，如何對病患直接告知，也考驗著醫療工作者。

根據日本大阪松下紀念醫院針對第二內科住院病患所做的有關「告知後同意」原則與「癌症告知」問卷調查結果（調查期間自一九九七年七月至二〇〇〇年三月），五八九名回收問卷中百分之八十五的受訪者表示如果罹患癌症「希望被告知」[註]

[註28] 日本民法第 709 條：「因故意或過失致他人權利遭受侵害者對其行為產生之損害負賠償責任。」

[註29] 參閱病患の權利オンブズマン網站資料 http://www02.so-net.ne.jp/~kenriho/framepage.html 日本厚生勞働省網址：http://www.mhlw.go.jp/

[註30] 本鄉仁志，磯崎豊等「消化器疾患入院病患へのインフォームドコンセントの実際－アンケート調査をもとにした癌告知の

[30]。日本神奈川縣立癌症中心，曾於二〇〇一年三月，對該院一千二百九十一名病患進行問卷調查，結果「希望被告知病名」的佔全體的百分之八十八點一[註31]。從統計數字可以看出，有越來越多病患主張「知的權利」，因為生命是自己的，病患有權知道病情的發展，醫生有義務告訴病患實情。但是，上述的數據也呈現出近三成的病患並不希望知道，須加以尊重。

綜合本節內容可知，「告知後同意」原則為病患在醫療上自我決定權實踐的起點，在此起點上，病患行使「接受治療的權利」或「拒絕治療的權利」自有其核心價值，唯有接受醫師對病情的正確說明，在充分理解的前提下，病患的選擇、同意與拒絕才有意義。但若是無法治癒的疾病，如末期癌症、愛滋病等，病情的告知會因病患的多樣性呈現出不同的意願與需求。因此，若無法立刻判斷病患是否願意被告知，往往使醫療工作者在病情的告知上陷入困難。但，凡事都是經驗法則，對於不想知道的病患，醫療工作者必須根據經驗累積應對策略，與病患及病患家屬保持最好的互動，在最佳的環境、氣氛、機會下，圓滑的運作、階段性的告知，讓病患在有心理準備的情況下，自然的知道。如何在第一時刻弄清楚病患要不要被告知，根據日本神奈川縣立癌症中心「病名告知の意識調查」內容及進出醫院累積的經驗，本論文認為，

現狀と問題点」『松仁会医学誌』，2001 年，第 40 卷，第 1 號。
http://www.mhio.panasonic.co.jp/matu/mmj40_1.htm#mmj40100
[註31] 日本神奈川縣立癌症中心，「病名告知の意識調查」，1997 年，
5 月 9 日。http://www.bekkoame.ne.jp/~tamiura/LW5.html

可在病患入院填寫初診資料時，做到第一時刻的了解，例如，設計下列表格的模式。透過問卷的設計，不僅可以在第一時刻了解病患的意願，也可以避免門診時直接詢問的尷尬，在問診時，也可以透過病患填寫的內容，直接了解病患對治療上的意見。

表 3-4 病名告知意願調查表

病名告知意願調查

（1）有關您的疾病，您希望主治大夫如何程度的說明？
　　①詳細②簡單③由醫師判斷

（2）如果您罹患無法治癒的疾病您希望知道嗎？
　　①是②不③其他（請詳填）＿＿＿＿＿＿＿＿＿

（3）如果您罹患無法治癒的疾病而家屬反對告訴您本人，您會如何？
　　①即使如此也希望知道正確的病名②順從家人的意見③其他
　　（請詳填）＿＿＿＿＿＿＿＿＿＿＿＿＿＿＿

（4）若有任何治療上的其他意見或想法請詳細填寫。
　　＿＿＿＿＿＿＿＿＿＿＿＿＿＿＿＿＿＿＿

　　本論文認為以書面詢問的方式，在繁忙的醫療現場不僅可以節省人力及時間，對病患也不會造成太大的負擔，但是，此方法可能會有病患不願配合，或因年紀過大（過小）無法自行填寫，或因初次住院就陷入意識不清，無法表示意見等的缺點，可能需要其他配套的方法，但整體而言，利用對病患的意見調查，會對醫療工作者提供相當大的助益。

第三節　病患同意‧拒絕意思的存在及有效性

一、病患同意意思的存在及有效性

　　根據上節的論述，醫師基於「病患自我決定權」、「醫療契約」、「醫師職務」對病患負有說明告知的義務，病患依據「病患自我決定權」，基於自己的價值觀和人生目標，來決定是否同意醫療的內容，然而，在醫療現場，病患同意意思的存在及有效性又該如何界定呢？本節將針對此部分提出探討。

　　日本刑法上對於違法侵害病患生命或身體的專斷治療行為可以處罰，但首要條件必須是違反病患現實的意思，而病患有效的現實的意思若不存在，則以推定的意思來判斷，除非人體試驗、腦死器官移植等需有關單位核准進行外，病患經醫師充分說明告知後，若同意接受對於治療行為所帶來的結果，則該當結果被視為正當化，例如，頭部切開腦瘤摘除術，可能於手術後產生視覺障礙，醫師針對可能的結果提供病患充分說明，而病患了解也同意接受承擔風險，自然沒有專斷治療的問題。但病患是否有能力進行同意，其同意是否有效，必須先加以了解。

　　在醫療現場，當病患處於必須同意或拒絕對其生命或身體有所侵害的治療時，病患通常必須在兩種與自己切身有關的利益間做出同意或拒絕的意思表示，亦即選擇其他利益、放棄自己的其他利益，因此，該「同意」必須具有下列兩項要素[註32]：

[註32] 參閱町野朔著，《病患の自己決定權と法》，東京大学出版会，

其一，知的要素。病患對於侵害自己的法益所產生的侵害結果有所認識，在此前提下，病患的承諾才得以成立。

其二，意的要素。病患對於侵害自己的法益所產生的侵害結果有承諾忍受的意思表達。

由於上述兩項要素，未成年者及精神障礙者的「同意」的承諾因此受到限制。在日本，「同意權」須在一定的前提下才能成立，以確保未成年者及精神障礙者生命及身體不受違法的專斷治療。所謂一定的前提，例如，當危及生命不可不手術的緊急情況下，未成年者有「同意」能力。盲腸炎的摘除手術僅是摘除發炎組織，並未立即危及未成年者的生命，此時病患無同意的能力，醫生必須告知法定代理人，由法定代理人來代為判斷、決定及選擇是否同意進行手術。如果不手術會立刻危及生命時，則未成年者有同意能力。對未成年者而言，治療感冒的打針、吃藥對身體而言，僅僅只是輕微的侵襲，在此情況下，即便未成年或年齡很低，也可以自己主張「同意」能力，其同意為有效，因此，我們不會在日本醫院門口看到「未滿十八歲者應由家長陪同請勿自行看診」的標誌。也不會看到「禁止本院醫師為未成年者手術」的醫院守則。小小的感冒、頭痛、牙痛等疾病是可以由個人自我決定要不要看醫生，要不要吃藥。

在日本，精神障礙者也並非一律沒有同意能力，必須考慮精神障礙者的特異性，以醫學來判斷其同意能力的有無，

2000 年，第 177 頁。

例如，爆發型精神病及慢性酒精中毒的病患，對於自己的狀況、該當醫療行為的意義、內容及所伴隨的危險，有得以認識的程度，此情況下的精神障礙者，是被視為有同意能力的[註33]。就同意權的行使應具有何種能力，在日本學說上也有爭議，傳統認為應以「行為能力」為準，未滿二十歲的未成年人、或因心神喪失、或精神耗弱被宣告為禁治產者，不論其為無行為能力或限制行為能力，均被視為無同意能力。但現今有學說認為，病患的同意權，並非意思表示，不構成法律行為，僅視為事實行為，故不須法定代理的代理或容許，而在判斷是否有同意能力時，以其對於「醫療行為之建議」有無判斷能力為基準，如有判斷能力，則病患的承諾即為適當的允諾，因此，日本在考慮未成年人及精神障礙者的同意能力時，是依照治療行為的適應性和侵襲的重大性為考量，若客觀的優越利益性高，應以同意能力為前提的相對性就低[註34]。

依照上述見解，當未成年人的病患，或不具行為能力者與其法定代理人或監護人對醫療行為之實施意見不一致時，若該病患有同意的能力，則應尊重病患的意見。而病患的代理人或監護人，對於是否實施醫療行為與病患意見不一致，結果導致了病患疾病的加劇，或產生了後遺症，此時應以病患的意見為判斷基準，如病患無判斷能力，則其父母或法定代理人為了保護或增進受監護人的利益，應盡保護的責任。在日本判例上，病患自我決定權在精神病患是被適用的，醫

[註33] 同註32，第 181 頁。

[註34] 同註32，第 182 頁。

生不能違反病患意思進行專斷的治療[註35]。

在台灣「同意權」的行使是以行為能力為基準，未成年者或因心神喪失、精神耗弱、被禁治產者，不論其為無行為能力或限制行為能力，均被認為無同意能力[註36]。但近來的學說認為病患的同意權並非意思表示，故並不構成法律行為，僅視為事實行為，不需法定代理人的代理或容許，也就是說如果純粹為法律上的利益或依其年齡及身分、日常所需者可不受限制[註37]。而判斷是否有同意能力，以其對醫療行為的建議，有無識別判斷能力為基準，如有判斷能力則即為適當的允諾[註38]。依此見解，當不具行為能力或未成年的病患與其法定代理人或監護人對醫療行為之實施意見不一致時，如該病患有同意能力，則應尊重病患的意見，如病患無判斷能力，

[註35] 昭和56年（1981年）3月6日，判例時報，第1013號，第81頁。

[註36] 民法12條：（成年時期）「滿二十歲為成年。」，13條(未成年人及其行為能力)：「未滿七歲之未成年人，無行為能力。滿七歲以上之未成年人，有限制行為能力。未成年人已結婚者，有行為能力。」，14條(禁治產之宣告及撤銷)：「對於心神喪失或精神耗弱致不能處理自己事務者，法院得因本人、配偶、最近親屬二人或檢察官之聲請，宣告禁治產。禁治產之原因消滅時，應撤銷其宣告。」，第15條（禁治產人之能力）「禁治產人，無行為能力。」

[註37] 民法76條(無行為能力人之代理)：「無行為能力人由法定代理人代為意思表示，並代受意思表示。」，77條（限制行為能力人之意思表示）：「限制行為能力人為意思表示及受意思表示，應得法定代理人之允許。但純獲法律上之利益，或依其年齡及身份、日常生活所必需者，不在此限。」

[註38] 參閱陳春山編，《醫師‧病患‧醫療糾紛》，書泉出版社，2001年，第105頁。

則父母或法定代理人為保護或增進受監護人的利益應盡保護
的責任。

為避免醫療糾紛，醫師如果認為病患在同意權的行使上
有障礙或爭議應徵求病患及法定代理人的共同同意。但法定
代理人或監護人尋找有困難時，醫療單位可以按醫療法所定
順序依其配偶、親屬或關係人同意而施行手術。

二、病患拒絕意思的存在及有效性

誠如前幾個章節所提，「自我決定權」以「幸福追求權」
為基礎與「個人尊嚴」原理相結合，為個人的人格生存所不
可或缺。「人」，通過一生來實現自我，而實現自我不可或
缺的就是自我決定與自我選擇。

在醫療現場，醫療行為往往伴隨著相當的侵襲性，醫師
必須遵循由「個人尊嚴」、「病患自我決定權」所導引出的
所謂「告知後同意」原則。若醫師未取得「病患同意」、違
反「病患意思」進行醫療行為，即為專斷治療，在日本是違
法的，病患有權拒絕忍受治療上對身體所造成的侵襲、危險
及結果。在這樣的前提下，病患所表達的拒絕，不論出於自
身，或透過代理人行使，其意思當然是具體而有效的，縱使
治療行為在醫學上的理由多麼充分，或病患拒絕的理由多麼
不合常理，醫師必須加以尊重，否則即為專斷治療。

病患現實上的「拒絕意思」是合法醫療行為的絕對界線。
病患自我決定權的法律性意義，首要的就是如此的病患拒絕
權。此處所謂的「拒絕意思」是指：不接受「治療行為對身
體的侵襲」或不接受「併發症發生的危險」所對身體產生的

不利益。但依據這樣的定義，也有可能放棄了健康增進的可能利益。因此，與不接受「侵害到被害者自己的法益的侵害行為」的拒絕有所不同。後者的「被害者」即使拒絕承諾，並不會對自己的利益產生「惡」結果。但前者不同，前者可能放棄了健康增進的可能利益。因此，治療上，拒絕意思的存在，必須對其有效性加以判斷，採用較嚴格的基準[註39]。在日本有很多拒絕治療的判例，例如，「耶和華見證人」因宗教問題，拒絕輸血治療。在病患具有完全行為能力，且尚有其他治療方式，該拒絕治療不會直接造成病患死亡的前提下，日本判例傾向同意及保障病患此種拒絕決定，雖然以現代醫學科技而言，此種拒絕會涉及到身體傷害或縮短生命，仍應尊重之。

除了上述的拒絕治療外，尚有一種情況是，病患為了維持末期的生命尊嚴而拒絕延命治療。如此的病患拒絕權，在保障病患人權，維持末期生命品質的前提下，為了不使病患痛苦而無尊嚴的活著，其決定應受尊重。然而，尊重病患拒絕延命治療的權利，並不代表病患就擁有選擇「死」的權利，因為生命至高無上，其神聖非任何人可以任意的決定結束。故而，日本對意圖自殺者，一直是以違反公序良俗認定為無效，自殺者其拒絕救助、治療的行為被視為是「權利的濫用」[註40]。因此，對於意圖自殺，或想要繼續意圖自殺者，醫生可

[註39] 參閱町野朔著，《病患の自己決定權と法》，東京大学出版会，2000年，第184頁。

[註40] 參閱町野朔著，前揭書，第190頁。

以無視其拒絕救助的意思，行合法的生命救助。這樣的基準，對接受手術就可以避免自己死亡卻拒絕的病患，理論上，應該是相同的。但，在日本有相當多的判例顯示，病患雖然清楚認知到拒絕治療會造成自己的死亡，但基於信仰上的理由還是選擇拒絕治療，如之前論述到的「耶和華見證人」教派認為，「輸血違反自己的信仰，接受輸血是背離神旨的行為，靈魂因輸血而污穢，死後將無法進入神的國度。」故而拒絕輸血。又如舌癌病患，因手術結果會影響說話表達的能力，對自己的病狀及即將面對的手術產生重大性的精神壓迫時，其拒絕手術的決定是可以被理解認可的。又例如，精神病患早期實施的前額葉切除術，雖會減低精神病患的暴力行為，但手術的副作用將導致病患喪失表達喜、怒、哀、樂的能力，無法與他人進行情緒上的互動，甚至有病患因手術的不慎成為植物人或死亡。人權是平等的，縱使是精神病患，其表達拒絕的權利也應受到尊重，亦即病患有行使拒絕治療的權利[註41]，即便拒絕治療的決定有可能使生命變短，但在病患充分認知下，此種的拒絕和蓄意自殺的拒絕是有所不同的。

在醫療現場，醫師必須尊重病患拒絕治療的權利，但醫療單位若不逕自為病患輸血，病患「顯然立即」會喪失生命或致身心殘障時，此時「生命權」的法益將高於宗教自由與自由決定的權利，當病患選擇放棄基本權利時，不可逾越如此的底線，否則國家就有義務加以保護。國立中正大學法律

[註41] 參閱町野朔著，《病患の自己決定權と法》，東京大學出版会，2000年，第191頁。

系李震山教授認為，此種陷於道德困境的問題，在理論上尚無重大突破前，應以「大我」先於「小我」之思考模式，對「生命權」進行保障，這樣的做法也可保障到病患的相關權益者（如親人、子女）^{註42}。

第四節　「告知後同意」原則的日本判例

「病患自我決定權」的行使必須以「告知後同意」原則為前題，此兩者互為一體不能切割，一但說到「告知後同意」原則就等於是說到「病患自我決定權」。一九九二年十一月六日，日本曾經由律師聯合會發表了「有關確立病患權利保護」宣言。「接受正確的說明、在理解的基礎上自主的選擇、同意、拒絕。」此宣言將「告知後同意」原則作為「病患自我決定權」的中心^{註43}。本節將針對「告知後同意」原則舉出一些判例進行探討。

判例一、未經告知的舌部切除判例

病患因舌癌動局部切除手術，醫師告知病患僅就其潰瘍部分切除即可，然而手術結果卻割掉舌部三分之一。此手術結果不僅造成病患語言功能的障礙，連帶影響病患咀嚼機能。本例中，由於醫師未對病患充分告知手術的可能結果，

註42 參閱李震山著，《人性尊嚴與人權保障》，元照出版社，2000年，第188頁。

註43 參閱平野武編，《生命をめぐる法、倫理、政策》，晃洋書房，1998年，第77頁。

醫師行為顯然觸犯刑法上的傷害罪，應負法律責任[註44]，因為根據「病患自我決定權」、「醫療契約」醫生都有對病患說明的義務，而病患選擇接受醫療與否，在有決定權的同時，對內容也有選擇的權利，此項權利是日本憲法十三條所保障的基本人權之一。因此，醫師身為醫療契約的當事者，對於病患或病患家人負有說明該當診療契約內容的義務[註45]。本案若是醫師在手術前已告知病患，手術將割除三分之一的舌部，手術的合法性就無問題。病患可以就此結果自行判斷自己的承受能力，若病患對語言功能的喪失不能接受而拒絕割除，醫師則需尊重病患決定，改採其他治療方式，如化學療法，不能以醫學上為了健康或增進生命的理由強行進行手術[註46]。

判例二、未經承諾的乳房割除案例

　　一名女性乳腺癌病患於割除右側乳房手術時，醫師未經病患同意連同左側一併割除，雖然，醫師主張乃因病患左側乳房也有乳腺炎跡象，有惡化成癌症的可能，因而於手術時一併割除。但東京地方法院則認為醫師的做法乃屬侵權，未得病患同意的手術對病患身體是一種違法侵害。且左側乳房的切除並非緊急狀況。除非病患欠缺承諾能力或生命伴隨緊急的危險沒有可以代為承諾者，醫師進行另項手術時，應該

[註44] 參閱町野朔著，《病患の自己決定權と法》，東京大学出版会，2000 年，第 186 頁。

[註45] 日本民法 644 條、645 條。條文內容詳見本章註 14。

[註46] 秋田地方裁判所判決，昭和 48 年（1973 年）3 月 27 日。判例時報第 718 號，第 98 頁。

得到病患本身的同意。因此本案判決醫院及醫師必須賠償該
名女病患 150 萬日圓損害賠償。醫師在尊重「病患的自我決
定」下，對醫療內容負有讓病患能夠清楚判斷的說明義務。
若違反此義務則以侵害病患人格權負刑事、民事責任（不法
行為的損害賠償責任）。特別是治療方法有伴隨危險時，更須
對該治療方法進行必要且充分的說明，如說明怠慢是違反契
約（不完全履行）及誠信原則，追究其民事責任（債務不履
行的損害責任）。若醫師對於手術前之說明不確實，對手術成
功的可能性及成功案例做了虛偽的說明，則病患為此事實所
做之承諾，其承諾應為無效。

　　由此案例我們可以推理到一般人經常進行的蛀牙醫療，
倘若因蛀牙須予以拔除，醫生必須徵求病患的同意與承諾，
且拔多少也需要跟病患說明告知，在麻醉的情況下，若醫生
未告知病患就將病牙一次解決、全數拔除，此乃專斷行為，
病患有權主張權利。醫療契約的成立須經過當事人醫師與病
患之同意，如未經病患同意而實施手術或醫療行為執行的範
圍超過病患同意權所授之範圍，或醫師對施行手術說明不
清，使病之承諾與醫師之要約不一致，將產生承諾無效的
情況。本案未以醫師的裁量權為優先考量，而是以尊重病患
自我決定權的角度判決「專斷治療違法」，可以說是日本「病
患自我決定權」實踐的重要判例[47]。

---

[47] 東京地方裁判所判決，昭和 46 年（1971 年）5 月 19 日。判例
　　時報，第 660 號，第 2 頁。

判例三、前額葉白質切除案例

　　醫師無視病患拒絕手術的意思表達，欺騙病患，以做肝臟檢查為名為病患行全身麻醉，強行進行前額葉白質切除手術（此手術盛行於第二次大戰時期，經美國改良後用以去除精神病病患的攻擊性、爆發性，也用於意志薄弱型精神病或慢性酒精中毒的病患。手術時，必須切開病患頭皮，打開頭部，為一種侵襲性的手術。此手術必須慎重，實行也受到約制，是沒有其他醫療方式下才可以進行的最後手段）。第二次大戰期間，尚未發明有效的精神病治療藥物，因此，前額葉白質切除手術一崛起，有相當多的醫師在進行該項手術，然而該手術後遺症相當多，病患手術後沒有力氣、倦怠、欠缺自發性、沒有情緒、無集中力、也沒有即時反應的能力。個性上變得單純、人格水準低下，甚至只有幼兒水準，有時手術不慎還有死亡或成為植物人之虞，因此，該手術隨著人權意識提升，治療精神病藥物的發明，一九六〇年代後半開始，除少數醫生外幾乎已經沒有醫院在執行此種治療方法了[註48]。

[註48] 札幌地方裁判所判決，昭和 53 年 9 月 29 日。判例時報，914 號，第 85 頁。前額葉白質切除術的日文原文為ロボトミー（lobotomy）亦即（prefrontal lobotomy）。「前額葉白質切除術」為其正式的醫學名稱。「前額葉白質切除術」中的所謂「白質」為神經纖維聚集處，如果以腦袋比喻為網際網路，白質就像電腦之間的線路。2001/5/18 Vol.27 牛頓科學電子報 http://www.newton.com.tw/e-paper/epaper27.htm 前額葉白質切除術：1935 年，葡萄牙神經學家莫尼茲（Egas Moniz）發明，用以治療難以相處的人，因為切除後的病患會喪失情緒的反應。此手術於六〇年代才被用來治療各種極強烈且持續不斷的

　　醫生身為專業人士對於該選擇何種治療自然比外行的病
患清楚，但是在治療上，醫生有義務尊重病患自由選擇的意
願，告訴病患關於疾病及治療的充分資訊，包括手術的風險、
成功率、治療後的效果、有無副作用、後遺症、如何保健照顧
等。當然對於最新的醫學資訊，醫生也負有提供說明的義務，
以使病患能在充分資訊的提供下，考慮自己的承受能力，在醫
療上，做出對自己最適合的決定。而為了提升醫療的技術，醫
生也有義務進修學習最新的治療方式。醫師若未經病患承諾進
行手術，在法律上被視為是對病患身體的違法侵害行為，應負
法律責任。此案例，不僅手術不合法，更未得到病患的承諾，
屬於對病患人權重大的侵害案例。病患因為這個手術，一生沒
有情緒的反應。從此案例可以了解，治療行為中，對於身體造
成侵襲的手術或伴隨手術的合併症等，一定要對病患說明，取
得病患的承諾。此乃必定的適法要件。倘若病患意識障礙、缺
乏判斷力或承諾不可能，醫療者應該充分檢討其他取得病患承
諾的方式。有關手術承諾，若是重大的特殊手術，如腦死、臟
器移植、遺傳基因治療等先端醫療問題，雖然病患和醫師之間

情緒反應，比如抑鬱、焦慮、恐懼症及攻擊性。從 1936 至 78
年，美國大約有三萬五千人被施以此種手術。六〇年代末期後，
前額葉白質切除術的施行次數就開始逐年下降。一方面是由於
更先進的藥物已經出現，另一方面它的確會造成嚴重的副作
用。接受手術的病患性格發生變化、缺乏前瞻性，而且無法與
他人有情緒上的互動，比較難對特定問題發展出新的解決策略
或計畫。他們無法利用周遭環境所提供的資訊來調整或改變行
為，反而維持一成不變的行為模式。資料來源網址：
http://rs.bookzone.com.tw/book/show5.asp?bookno=CS110　天下
遠見讀書俱樂部大腦小宇宙。

有充分的說明告知及同意的承諾，但不能以此當作適法行為。在日本此類手術須由醫療倫理委員會或公正的第三者機關審查，在有關法律的規範下才能加以執行[註49]。

判例四、耶和華見證人拒絕輸血判例

本案例之婦人因肝臟腫瘤於東大附屬醫院接受摘除手術。由於信奉「耶和華見證人」教派，手術前以宗教理由提出拒絕輸血聲明書，且不追究醫生未予輸血產生的結果。然而手術中，由於婦人大量出血醫生不得不採取輸血的方式完成手術，違背病患手術前明示拒絕輸血之意思表示。術後病患得知已被輸血之事實，因而向醫院及醫生提出精神損害賠償訴訟。一般而言，基於醫生的職業倫理，為了救助病患生命，手術時，雖無病患明示的同意，但由於病患簽署手術同意時通常包括了緊急輸血的同意，因此醫生緊急輸血的處置並無違法。然而本案由於醫師疏於表達不輸血等同尊嚴死的資訊，故而東京高等法院裁定：「進行手術必須得到病患同意，本案醫師應對病患提供不輸血會產生如何的結果作為病患同意判斷上的必要資訊，由於本案醫師忌於說明輸血為唯一救命方式因此醫師敗訴。」此案東京高等法院不僅以「病患自我決定權」承認病患尊嚴死的選擇，同時也明確表明「告知後同意」原則的法性格[註50]。

[註49] 參閱植木哲斉藤ともよ等著，《醫療判例ガイド》，有斐閣，2000年，第 196 頁。

[註50] 東京高等裁判所，平成 10 年（1998 年）2 月 9 日判決。參閱立山龍彥，《自己決定権と死ぬ権利》，東海大学出版会，第 55 頁。

　　綜合以上判例我們可以理解，醫療現場為了治癒病患疾病，無論治療行為、方法、結果對病患本身將產生多麼大的利益，醫生於醫療時若未依循「告知後同意」原則就不能以上述的理由肯定自己該當醫療行為的適法性。基於「告知後同意」原則，治療開始就是醫師與病患間合意契約的成立。醫師行醫療時，無論是如何適當的醫療行為都必須經過必要的說明，且須得到病患明示的承諾，病患承諾之前也有權利要求醫生進行必要且充分的說明，用以得到治療上必要的資訊，從資訊中理解該當治療的意義。縱使醫生說明，但說明事項不充分，或說明內容過於專業，或有解釋但解釋的不清楚，病患無從了解，以上情況都有違醫師說明的義務，有招來法律責任的可能性。

　　所謂「告知後同意」原則乃指醫師對病患的病狀詳加診斷，針對病狀、病名等以容易明白了解的方式對病患說明，再將可能的治療方法、副作用或可能產生的危險讓病患知道，當病患了解後，醫生再詢問病患想要選擇哪一種治療方式。當病患選擇了其中一種治療方式，也就表示，病患對該治療方式對身體可能產生的侵襲或副作用表達了同意。不過就本論文的研究了解，日本受中國儒家道德觀、農耕稻作文化影響，對家庭的歸屬感相當強烈，加以年功序列或終身雇用制度，使日本人有集團歸屬的傾向，碰到事情先公後私，重視歸屬感勝於重視個人。因此「告知後同意」原則是否能在日本的醫病關係中獲得貫徹，值得探討。

　　第二次世界大戰結束前，天皇在日本政治世界具絕對的權威，不僅是精神的、在道德的世界尤是。日本國民在此影響下，政府決定的事情被視為天皇語言和正確的意見，國民

應該絕對遵從，因此日本一般大眾的精神或意見不知不覺有遵從上位的傾向。日本戰後一九四七年雖施行了新的憲法，所有國民人權受到憲法保障，生命、自由與幸福的追求都是憲法對國民所賦予的基本權利且受到國家最大的尊重，但與歐美國家相比，日本還沒達到歐美那般，可以積極主張自己意見的程度。在醫療現場有關自己的疾病或生命以自己意見決定的習慣可說是沒有或極少，因此，要自己做決定尤其面臨死亡，並不如歐美容易。因為上述的背景，日本人的意見表達深怕被周圍的人視為「任性」、「頑固」或「不可愛」，因此傾向於曖昧。日本人不直接說「不」，也不主動說「yes」，這樣的習慣促使病患以「回家商量」、「要問家人」來回應。當然有更多病患會乾脆回答「由醫生您來決定」，自己可以決定的習慣在日本可說很少甚至沒有[註51]。因此本論文認為日本病患人權的提升必須先從病患人權觀念的倡導落實著手，從中找到適合日本民情的「告知後同意」原則運作模式。

　　本章在探討醫病關係時，雖然介紹了許多不同的醫病模式，如恩惠模式、契約模式、信任委託模式，甚至將醫病關係分為家長型、討論型、顧問型、資訊提供型等，但由於醫療本身的不確定性、緊急性、持續性、侵襲性及疾病的多樣性等特質，加以病患在有無意思表達的能力上又有所區分，如無行為能力、限制行為能力、昏迷者……，醫生在進行醫療行為時，因為上述複雜的因素，很難做出百分之百治癒的

[註51] 參閱星野一正編，《人の死をめぐる生命倫理》，蒼穹社，1992年，第57頁。

保證，因此，若要以契約來看待醫病關係，傳統的權利義務
觀點在醫療行為中就不易獲得落實。何況醫生醫療行為實施
的對象為人類，是以病患的身體、健康及生命來直接提供相
關的勞務，很難直接以傳統的契約來理論[註52]。日本醫療現場
有關自己的疾病或生命以自己意見決定的習慣並未達到歐美
般可以積極主張自己意見的程度，因此，本論文針對「醫病
關係」所做的日台病患人權的問卷調查結果中，才出現信賴
委託佔多數的情況，此情況是可以理解的。

[註52] 參閱劉文瑢著，《醫事法要義》，合記圖書出版社，1999 年，第
193 頁。

第四章　拒絕延命治療與尊嚴死·安樂死的關係

　　全球經濟的發展加速產業的發達，然而生產過程中對空氣、水、土壤所造成的公害也為人類帶來罹患癌症的風險，且每年罹患癌症的病患比例正不斷增加中。日本自昭和五十六年（一九八四年）以後至平成十六年（二〇〇四年）為止，惡性腫瘤一直佔據日本死亡原因的第一位（表 4-1）。根據日本厚生勞動省統計，日本二〇〇三年全國因惡性腫瘤死亡者高達三十萬九千四百六十五人，比率約佔全體死亡者的百分之三十點五，亦即全體死亡人數中，每三名中就有一名是因為惡性腫瘤死亡。二〇〇四年時人數又飆高至三十二萬一千人，如此高的癌症比例及死亡人數，可以想像許多人在死前大都必須忍受相當大的痛苦，無論是疾病造成的痛苦，或是因心肺復甦術的施行而重複瀕死過程的痛苦。

　　二十世紀的醫療現場，很多明顯不可治癒的末期病患、無論是癌症、愛滋病、或因腦部外傷、腦內出血、腦血管障礙意識不明的人等，在醫學科技的進步下，得以藉由生命維持裝置延長生命。然而，這種生物性的生命，若無精神上的活動，僅僅是活著，如此的存在是否就擁有了人性尊嚴及生命品質？尤其藉由心肺復甦術的方式歷經折磨在痛苦中反覆經歷瀕死過程，這樣的方式是否是有尊嚴的死值得深思。人類之所以與動物不同，展現高度智慧，就是因為人類的精神活動，透過此種精神活動，人類懂得如何判斷、決定；懂得

97

表 4-1　平成十六年（2004 年）人口動態統計（死因順位、死亡數的年次推移）

死因順位、死亡數的年次推移（前三名）									
順位	平成 2 年（1990）		平成 12 年（2000）		平成 14 年（2002）		平成 15 年（2003）		平成 16 年（2004）	
	死因名	死亡數	死因名	死亡數	死因名	死亡數	死因名	死亡數	死因名	死亡數
第 1 位	癌症	217,413	癌症	295,484	癌症	304,568	癌症	309,465	癌症	321,000
第 2 位	心疾患	165,478	心疾患	146,741	心疾患	152,518	心疾患	159,406	心疾患	159,000
第 3 位	腦血管疾患	121,944	腦血管疾患	132,529	腦血管疾患	130,257	腦血管疾患	132,044	腦血管疾患	127,000

資料來源：日本厚生勞動省統計資訊。

追求幸福生活、提升生活層次。現今的醫療現場，許多病患在生命維持裝置的運作下延命著，但由於人權意識的抬頭，個人是否願意選擇繼續如此的生命品質就成為爭論的焦點。健康與生命都是「自己」的，「自己」當然有權利為自己做決定。本章將以「尊嚴死」與「安樂死」兩個主題探討基於自我決定權的拒絕延命治療。

第一節　拒絕延命治療與尊嚴死

一、拒絕延命治療的意義

　　尊重末期病患的拒絕治療權是對病患人權的尊重，也是一種仁慈。因為延命治療僅是拖延瀕死過程，結果死依舊無

法避免。而其中延命治療所使用的方式，如心臟電擊、按壓等，往往帶給病患相當大的痛苦，結果是把病患再拉回瀕死的起點，繼續面對死亡的來臨。延命治療是一種不自然的生命干擾，有誰不希望走的安祥，走的無牽無掛，在生命的最後，能在家人的照護下平靜離世，因此，要不要被機器包圍、要不要插滿管子、要不要痛苦不堪的延命，應該交由病患自己來決定，以尊重病患的自我決定權為前提，來看待拒絕延命治療。由於用機械包圍來等死，所有有關生命的「質」將喪失，因此，人權觀念先進的國家，對於生命末期的病患要不要這樣的延命，賦予拒絕延命治療的權利，如美國國會一九九〇年通過「病患自決法案」（Patient Self-Determination Act），「規定接受聯邦補助之醫院必須告訴病患他們有權利要求或拒絕治療」，該法於隔年生效[註1]。

　　日本醫師會生命倫理懇談會在一九九〇年（平成二年）一月十六日發表了「有關告知後同意報告」。根據該報告，「接受病患意思的尊嚴死並不違法」。這樣的主張乃是根據日本憲法第十三條有關幸福追求權下的自我決定權。當病患處於無法回復之際，事前表達「希望停止僅僅是延命的治療」時，醫生就不應該違反病患的意思採取延命措施。而此情況下，不採取延命的措施乃是尊重病患之自我決定權。醫生尊重病患決定未作延命措施的結果是不違法的[註2]。上述根基於自

[註1] 參閱紀欣著，《生死一線間》，商周出版社，2003 年，第 125 頁。
[註2] 參閱立山龍彥，《自己決定権と死ぬ権利》，東海大学出版会，2000 年，第 32 頁。

我決定權下的拒絕治療權，即所謂的「尊嚴死」的決定。而
「尊嚴死」的定義是讓病患死的有尊嚴，停止為了延續瀕死
期而使用的各種措施與方法，讓病患可以有尊嚴的、自然的
死去。

二、尊嚴死的定義與源起

如前所述，「尊嚴死」的定義是，停止為了延續瀕死期而
使用的各種措施與方法，讓病患可以有尊嚴的、自然的死去。
是臨終醫療中對瀕死的病患於臨終過程中的安寧照護，因此，
除了精神上、心靈上的安撫協助外，也包括為協助減緩病患瀕
死過程的痛苦所提供的醫療照顧，例如，打止痛針。此方式能
和緩的讓病患平靜的等待死亡的來臨。所有照護行為不介入瀕
死過程的自主發展，也與死亡的結果無任何因果關係。基本
上，只是在自然的臨終過程中，提供精神上或生理上的安慰及
扶持。上述的樣態並沒有涉及刑罰的問題[註3]。但「尊嚴死」的
概念又起源於何時呢？據蒐集的文獻資料，「尊嚴死」一詞的
出現，源起於一九七六年八月美國加州通過的「自然死法案」，
該法案第七一八六至七一九二條對尊嚴死有相當詳細的規
定，如，「可按病患意願，不使用高科技的維生方式來拖延不
可治癒病患的瀕死期，而讓病患自然死亡」。「尊嚴死」一字正
式在公開場合使用是一九八一年葡萄牙首都里斯本所召開的

[註3] 安樂死之合憲性問題研討會，蔡宗珍，〈「安樂死」合法化的憲
法思考基礎——兼論憲法上生命權的體系結構〉，《憲政時代》，
第二十四卷第一期。

第三十四回世界醫師總會，此會議中發表了「病患的權利宣言」：「對於接受醫療的病患，有保持人類尊嚴迎接死亡的權利」。此「病患的權利宣言」又被稱為「里斯本尊嚴死宣言」。

一九九三年十一月，美國總統柯林頓及夫人希拉蕊立下「生前預囑」，並「預立醫療代理人」，引起全球對病患醫療自我決定權利的重視。而「生前預囑」（Living Will）乃是成人在具有知的精神判斷能力期間對醫生所寫的指示書。美國加州（California)的自然死法案就是世界最初的生前預囑制度。「生前預囑」讓一旦罹患絕症瀕臨死亡的病患，得以書面表示願意接受或不接受哪些醫療行為的指示。此外尊嚴死的病患在簽署「生前預囑」時，還可以「預立醫療代理人」，指定某人，在他自己喪失心智能力，無法決定醫療措施時，代理他行使決定權[註4]，因此，生前預囑基本上是，「一個人在頭腦清醒、理智健全時，用書面表示的關於臨終醫療照護的願望」。預立代理人則是，「代替病患行使醫療方面的具體決定[註5]」。

由於延命治療是以人工儀器來維持生命現象，屬於不自然的生命操控，因此，病患若不希望生命的最後是如此毫無尊嚴，當然有權利決定移除維生儀器。但在生命神聖且尊嚴的前提下，為了避免草率的放棄生命，如何在生命尊嚴與自我決定

[註4] 參閱日本尊嚴死協会編，《自分らしい終末尊嚴死》，法研株式会社，1998 年，第 143-147 頁。living will（生前遺囑亦即絕症病患所立不願用人工方法勉強延長其生命的書面聲明）

[註5] 參閱李震山著，《人性尊嚴與人權保障》，元照出版社，2000 年，第 129 頁。

權間取得平衡，須有相當嚴格的規範。醫生若無得到病患要求尊嚴死的意思表示，而逕自拆除延命治療的人工儀器，當然違背病患權利與醫師義務，須負法律上的責任。

「尊嚴死」中的「終止治療」，並非指「為了治癒」的醫學處置，而是指終止「以延命為目的」的醫學處置，而且是病患自身表示「希望終止無意義的延命治療」，醫生順應之是醫生當然的義務，也是對「病患自我決定權」的尊重。不過有一個重要的概念必須先釐清，此處不是以終止治療來讓病患死亡，而是以終止治療來讓病患僅存的生命能過的更像人，更像自己，更有尊嚴，更安樂。不過，並不是所有人都能在清醒下作決定，如植物人即是。植物人可能沒有特別的病變及痛苦，但往往沒有意識一躺就是十年、二十年且持續下去，例如，台灣著名的植物人王曉明，一躺就是三十餘年，無法表達自己的意見、行使自己的決定權。若在具有知的精神判斷能力期間，未作任何的「生前預囑」，那麼，長時間的單單延命，維持病患生命的醫療措施可能造成親人莫大的心理與經濟負擔，形成醫療資源的消耗及財政上的問題。

一向禁止自殺或安樂死的基督教羅馬教廷曾於一九八〇年時表明：「拒絕治療不等於自殺，反而是身為人類必然的、情感性的表達。另外也是考量到不願造成家庭或地區社會的過度負擔」[註6]。教宗若望保祿二世在一九八〇年頒布了「安樂死宣言」（Declaration in Euthanasia）反對安樂死，但允許病

[註6] 參閱立山龍彥著，《自己決定権と死ぬ権利》，東海大学出版会，2000年，第33頁。

患使用減輕痛苦藥物，並允許病患拒絕以特殊方式維持生命[註7]。本論文認為，如果病患在生命末期時，人格上已無法獲得尊嚴，僅僅只有生物性的生命，喪失了意識，若意識清醒前不能預先簽署意願書，那麼在代理主張上一定要有嚴格的規定，且要制度化，否則為了爭奪家產或規避醫療費而提出終止或拒絕治療的可能性就會產生。

三、尊嚴死在日本

日本受到美國自然死立法的影響，於一九八三年左右開始把消極的安樂死稱為「尊嚴死」。日本一九八三年時還成立了所謂的「日本尊嚴死協會」（Japan Society for Dying with Dignity）[註8]，該協會曾經制定了尊嚴死生前預囑制度，主要內容包含下列三項[註9]。

（一）我罹患的疾病在現代醫學領域中乃屬不治之症，當醫師預期死期將至時，我拒絕一切可以延續瀕死期的醫療儀器或裝置。

（二）但在此情況下，請務必盡最大的努力，降低我所受的痛苦。

[註7] 參閱紀欣著，《生死一線間》，商周出版社，2003 年，第 124 頁。

[註8] 日本尊嚴死協會於 1976 年時，由太田典礼等人設立，以積極推動消極安樂死做為該協會的活動方針，1983 年改名為日本尊嚴死協會（Japan Society for Dying with Dignity）。有關日本尊嚴死協會詳細資料請參考該協會網站。
http://www.songenshi-kyokai.com /dwd01.htm

[註9] 參閱柏木哲夫著，曹玉人譯，《用最好的方式向生命揮別臨終照顧與安寧療護》，方智出版社，2002 年，第 109 頁。

（三）如果我持續數個月以上都處於植物人狀態，請拆除我身
　　　上所有可以維生的設備。

　　日本社會對「尊嚴死」的意識提升則是於一九八八到八
九年間昭和天皇入院駕崩、一九九〇年駐日美國大使尊嚴死
報導與一九九一年東海大學附屬醫院事件。不過由於當時正
處於歐美對安樂死合不合法議論激烈的時候，因此，此階段
日本對尊嚴死的認識有與安樂死混為一談的現象註10。一九九
四年日本學術會議針對尊嚴死提出報告書，報告書中提出提
議容許終止延命治療的方針。

　　「尊嚴死」是不治且末期的病患，不使用生命維持裝置，
僅採取除去痛苦及緩和痛苦的處置，保有人的尊嚴，自然的
迎接壽命的結束。亦即停止無用的延命治療「自然死亡」，是
「死」的選擇。以維持個人尊嚴及幸福追求權的自我決定為
前提，在法的層面上，受到日本憲法十三條的保障註11。此選
擇自然死的權利，必須在病患有知的精神判斷力時，做成生
前預囑，用以表明病患自身對尊嚴死的決定。由於「生前預
囑」是由擁有自我決定能力的成人，事先對其醫療做出指示
的書面文件，因此，當病患處於末期意識不能回復時，醫師
可以依據此生前預囑除去延命的處置，讓病患得以尊嚴的、
自然的迎接壽命的結束。

註10參閱日本尊嚴死協会編，《自分らしい終末尊嚴死》，法研株式
　会社，1998年，第155頁。
註11參閱石原明著，《法と生命倫理講》日本評論社，2000年，第
　203頁。

　　在美國，許多州都制定了尊嚴死的法律，賦予「生前預囑」的法律效果，因此，遵照法律規定，採取尊嚴死的措置讓生命終結的行為，並沒有法律的責任問題。不過日本並沒有美國上述的生前預囑制度。

　　在日本，醫師執行「生前預囑」並沒有受到法的保障[註12]，且「尊嚴死」也有界限。首先，因突然的災害或事故使本人意識陷入末期狀態時，因其本人意思不明，未行生前預囑，此時，可否由近親的人代理行使終止延命措置？若行，代理人如何舉證當事人曾在意識清醒、健康的情況下表明尊嚴死的決定？且年輕健康時所立下的「生前預囑」，到臨死前還與本人的意思合致嗎？[註13]其次營養、水分的供給是否也該被視為醫療而終止？照理說，營養、水分的供給是維持生命的最基本要素，人類出生可以自行呼吸，但水分營養卻得靠餵養。水分、營養的供應，是否應該被視為照護的手段，而非醫療措置？因為讓病狀延展進行，等待自然死，與飢餓的死是不同的，若認為是醫療措置，讓人餓死合乎人道處置嗎？第三、植物人並非死期將近，若照顧良好生命延續數十年不成問題，如台灣著名的植物人王曉明一躺就是三十多年。倘若本人在成為植物人狀態前，明確表示過，在大小便失禁、無法吞嚥、生命品質惡劣時，停止一切延命的措置，但因植物人的輕重程度不同，有的眼睛可以依指令開閉，此情況下停止其營養水分的補充很不人道，因此，該不該對植物人的定義

[註12] 同註11，第 204 頁。
[註13] 同註11，第 209 頁。

加以分類？以上三點界限本論文認為「生前預囑」的部分至
少可以訂定有效的期限，如我國的汽車駕照是以生日作為基
準，每隔幾年換照一次，而「生前預囑」的有效期間可以訂
定短些，可能每兩年、一年，以保證每一次的簽署都是本人
最清楚、最明確的意見表示。住院時若本人意識清楚，醫生
或家屬應該再一次確認其意，這樣的模式可供立法時參考。
（有關「不施行（或預立不施行）心肺復甦術」等台灣方面
的資料，詳見附錄（九）至附錄（十二）。）

第二節　拒絕延命治療與安樂死

　　不治且末期的病患，特別是癌症病患，往往在忍受毫無
尊嚴的生命品質時，還得同時承受肉體上劇烈的痛苦，因此，
有一部分家屬在不忍心的情況下，或病患本身受不了疼痛的
煎熬，會提出拒絕延命治療的要求，請求醫生給予安樂死。
究竟「安樂死」一詞起源於何時？現代醫學又如何定義？本
節將就「安樂死」一詞的起源及「安樂死」在日本的現況做
一介紹及探討。

一、安樂死的定義

　　「安樂死」（Euthanasia）一字，源於希臘文的
「euthanatos」，其中「eu」是指「好的」、「美麗的」，「thanatos」
則是指「死」，若直接翻譯是「好死、美麗的死亡」之意。經

日本學者翻譯為「安樂死」之後，國內也跟從日本譯為「安樂死」[註14]。以中國人的定義來看「美好的死亡」，就是指所謂的「善終」，例如，本論文第一章緒論中所提到的蔣宋美齡女士與日本金銀婆婆，她們三人都是一百多歲高齡，因年老而逐漸衰落，最後如花朵凋零、枯木倒下，自然的走向生命的最後一刻──「死亡」。中國人講究福、祿、壽三全，人的一生，若能無病無痛，面容祥和的在睡夢中壽終正寢，這樣的死亡，多麼美好。不過現代「安樂死」的定義卻非上述希臘文「euthanatos」一字的本意，而是指「醫生根據病患自發的意願，用某種醫學方法或手段，刻意簡短病患生命，讓病患死亡」[註15]。

　　一九三九年，希特勒藉著一九二〇年時，秉丁（Binding）及侯賀（Hoche）所鼓吹的「毀滅不具生命價值的生命」（Vernichtung lebensunwerten Lebens）主張，將成千上萬的畸形兒童及成年精神病患加以屠殺，稱之為「安樂死計畫」[註16]。如此的「安樂死」泯滅人性，成為後來的「安樂死討論」的一大負擔，特別是對德國而言。一直到一九五八年以後，「安樂死」的意義才與納粹所濫用的意義區分開來。到了二十世紀初，人們此時所理解的「安樂死」已不只是減輕死亡過程

[註14] 參閱李震山著，《人性尊嚴與人權保障》，元照出版社，2000年，第125頁。

[註15] 參閱柏木哲夫著，曹玉人譯，《用最好的方式向生命揮別臨終照顧與安寧療護》方智出版社，2002年，第101頁。

[註16] 參閱網路資料，孫效智「安樂死的倫理反省」，網址：http://christianstudy.com/data/pastoral/euthanas04.html#f8

中的痛苦，還包含了藉著醫學科技的干預，直接加速死亡的
到來。

二、安樂死的概念和分類

　　按一般的說法，「安樂死」乃指：「為除去或緩和死期將
近的病患所無法忍受的痛苦，使其能安靜的迎接死亡的措
置。」在此定義下，則涉及兩個重要的部分，首先「安樂死」
決定的主體為誰？是病患自己決定還是病患家屬、醫生代為
決定？第二，醫生有無介入？應不應該介入？例如，醫師移
除病患的維生儀器時，醫生是介入的。當病患無法忍受肉體
上的痛苦時，醫生開立給病患的減輕疼痛的藥物，是單純的
舒緩病患的疼痛，還是會直接造成病患的死亡？醫生是否在
場幫助執行，或只開處方不在場？上述情況都有必要加以區
別。在上述的重點下，病患在醫學上若依賴醫生的程度越深，
則醫師介入的程度也越深。

　　有學者將安樂死的性格區分為下列兩種[註17]。

（一）基於病患同意的性格

　　基於病患同意的安樂死稱為「自願的安樂死」。「自願的
安樂死」可分兩種，一是醫師幫病患注射致死藥物，直接介
入。一是由醫生開立致死的藥物處方簽予病患，或直接將致

[註17] 參閱中山研一、石原明著，《資料に見る尊嚴死問題》，日本評
論社，1993年，第4頁。

死藥物交予病患自行服用致死，所謂的「醫師協助自殺」[註18]，醫師可能不在場執行協助。而醫師在不在場？如何協助？不同國家有不同國家的做法及規定，例如，在荷蘭，由於安樂死合法，醫師協助自殺是公開實行，且病患死亡過程醫師多半在場。而德國醫師可能就顧慮到未急救病患可能觸犯法律，實行時多半不在場。無論上述哪一種安樂死，醫生如何介入、有無介入？一定要出於病患自己的要求，或有過這種安樂死的願望，或對安樂死表示過同意。

（二）具有病患自我決定權的性格

以病患同意為要件不單是為了實踐「病患自我決定權」，也是為了禁止安樂死的濫用。安樂死必須以病患自己本人積極的希望和囑託，非任意的推定或代行即可，因為，對一個能清楚分辨自我，對過去有記憶，對自己的死亡還有規劃能力的人而言，任意的推定或代行等於違反當事者生存下去的權利將當事者殺害。像一九三九年納粹所執行的「安樂死計畫」因欠缺病患同意的要件，因此稱為「不自願的安樂死」，既然是「不自願」。就是違反當事者的意願而使當事者死亡，應稱做謀殺。「無意願安樂死」通常是不知道當事人的意願或當事人的意願無從知悉，當事人無表示或無法表示，例如，無行為能力病患，如嬰兒、腦死病患、昏迷不醒病患、精神病患、智力嚴重低下者所實行的安樂死，這些人不能表示自

[註18] 參閱日本尊嚴死協会編，《自分らしい終末尊嚴死》，法研株式会社，1998 年，第 155 頁。

己的要求、決定、願望或同意。

　　依據上述兩項性格及醫生有無介入、病患自願或非自願，亦或無意願，一般的安樂死分類如下：

1、有作為的安樂死：

　　有作為的安樂死即「主動型安樂死」（active euthanasia），或稱「直接安樂死」或「積極型安樂死」。由於病患太過痛苦，由醫生介入開立藥物或運用其他人工方法等積極作為，使病患脫離痛苦，例如，給予致死劑量的嗎啡，目的是造成病患直接的死亡，是蓄意的致病患於死地，以使病患從肉體的痛苦中解脫，故又稱為「仁慈殺人」。在日本「主動型安樂死」有刑罰一九九條殺人罪的問題。在「有作為的安樂死」的定義下，若按病患意願的有無還可區分為：「自願安樂死」與「非自願安樂死」（來自第三人的同情）。

（1）「自願安樂死」（voluntary euthanasia）：

　　當事人本身願意、希望，且要求安樂死，多半發生於癌症或絕症末期，飽受病痛折磨的病患，而且這些病患已經無能力進行自殺的行為，因此，若病患自願結束生命勢必仰賴他人之手才能實現[註19]，例如，受折磨之戰俘，癌症末期病患，

[註19] 參閱蔡宗珍，〈「安樂死」合法化的憲法思考基礎──兼論憲法上生命權的體系結構〉「安樂死之合憲性問題研討會」《憲政時代》第二十四卷第一期，第34頁。

在知情、同意的前提下主動要求。

（2）「非自願安樂死」（non- or involuntary euthanasia）**：包含兩種情形：**

A、「無意願安樂死」（non-voluntary euthanasia）：

不知道病患意願，或病患的意願無從知悉，亦即當事人沒有表示，或無法表示意願，既無贊成也無反對，或沒有判斷的能力。如畸型的嬰孩，嚴重弱智、或陷於昏迷中。「無意願安樂死」多半發生在植物人的情況，常起因於植物人的家屬不忍心見到病患病情無法恢復，又了無尊嚴、受盡折磨而產生的要求。

B、「不自願安樂死」（involuntary）：

違反當事人本身意願，亦即當事人本身不希望安樂死卻強行之。最著名的不自願案例是希特勒所施行的「安樂死計劃」，事實上，這種違反當事人意願的致死事件，是一種謀殺行為。

安樂死之所以有爭議，多半是因為上述的有作為的安樂死。若安樂死未經由醫生或他人介入執行，是病患自己終結自己的生命則是屬於刑法上不處罰的「自殺行為」，但是，過程中若有人協助（如醫生的提供藥物）則有協助自殺的問題，依據各國不同的刑罰規定，合法程度就不同，在日本，必須接受刑罰一九九條殺人罪處罰。在自願安樂死的情況下，若是病患本人尚能清楚的表達意願，或是當事者在陷入昏迷，或其他不能再表達意願的情況前，已經做過明確的意思表示，當事者本人的意願應優先被尊重，因為任何人都有權利

自行決定關於自身生命意義與價值的重要事項。當病患已經
沒有其他手段能減輕其痛苦，處於身心極度痛苦狀態下漸趨
死亡，殘存的生命已經沒有任何意義及可能性下，對於加工
的自殺、仁慈殺人，或許國家的立法上可以考量不罰。

2、不作為的安樂死：

不作為的安樂死即「被動型安樂死」（passive euthanasia）：
又有學者稱為「消極型安樂死」或「間接安樂死」，或「尊嚴
型的安樂死」。藉著「不作為」，不給予任何治療上的干預，
不作額外、非常規的醫療操作，不直接終結病患的生命，不
作強硬的挽留，任由垂死病患的死亡過程自由發展，例如，
除去一切輔助維生的儀器，如呼吸器、飲食導管。中斷基本
照顧，不再給予飲水，任由其自然死亡。由於是自然的死亡，
刑法上的問題較少。刑法的問題主要是看，「有意的放任行為
所對垂死病患臨終過程進行間的因果關係」，例如，病患難以
忍受臨死前的痛苦，醫生基於同情，在非病患同意、要求下，
所採取的止痛或減輕疼痛的措施，直接導致病患死亡[註20]。「不
作為的安樂死」又可分為三種類型：

（1）自願：

當事人在意識清醒下，要求除去任何維生器具，拒絕服
藥和飲食，任其自然死亡，多見於癌症末期擴散至全身
的病患，或其他經醫生斷定為絕症的人。（此情況下的撤
除醫療設備並未直接導致病患死亡。）

[註20]同註19。

（2）不自願：

當事人雖身罹惡疾，但未有要求死，仍盼繼續生存，但為了資源分配，可以救更多的性命而痛苦地作出抉擇，放棄繼續醫療，例如，不搶救絕症的病患，不給予任何藥物……。

（3）無意願：

當事人來不及表達意願就陷入昏迷或陷入無決定能力的狀態，不能表明意願和斷定，例如，植物人，車禍昏迷、中風昏迷等病患，代他們決定除去一切的維生器具及飲食等。

按一般的分類，不管出於自願、不自願或無意願，「不作為的安樂死」若由醫生執行撤除維生儀器，當然醫生介入。在日本，曾有法官做出安樂死要件的判例，其中的要件之一就是，「由醫生執行」。上述的分類中，有所謂「不自願」的部分，「不自願」的本義就是當事人本身沒有表示或無法表示意願，因此，本論文認為，按照上述一般的分類，基本上應該是錯誤的，因為「不自願」的本義實際上就是違反當事人意願，若因而致死，是缺乏對生命的尊重，而且在刑法上可能被視為謀殺，值得討論。

安樂死一直是爭議性相當大的議題，贊成與反對的意見也一直爭論不休，主要是牽涉到人性尊嚴所衍生而出的「自我決定權」，而此「自我決定權」的範圍到底多大？是否大到有死的權利？還是僅止於臨終前的拒絕延命醫療？本論文認為若是為了減緩生命末期的痛苦，實際上，在醫學科技發達的現代，有很多減緩病痛的治療方法，病患不一定要承受病痛的折

磨，或接受安樂死來尋求解脫，例如，安寧療護就是臨終病人相當好的選擇。病患害怕死亡的來臨或對未知的恐懼、焦慮，並不用選擇安樂死來逃避，安寧療護可以做到全方位的照顧，因此，若將這樣的資訊廣為推廣，臨終病患可以避免很多不必要的恐懼和不安，也較能規劃自己的末期生命。

　　民主社會最大的價值在於每個人都有表達意見的自由，無論贊成、不贊成安樂死，基本上都有討論的空間，反對者認為，生命不是只為現世的安樂，生命也不屬於個人，生命有其絕對的尊嚴。贊成者則認為，每個人都有與生俱來的權利可以支配自己最終的生命，為了減輕家人經濟上的負擔、為社會減少資源的耗損，病患有權拒絕醫療，選擇死亡，尤其生命失去意義及尊嚴時，最好能協助死亡。也有學者從公法、憲法等層面來探討安樂死，由於生命不僅是個人的問題，還牽涉到他人、社會，因此各國立法態度也就不同，單就美國各州就有不同規定，日本較保守，病患僅有醫療上的拒絕權利，無死的權利。在如此贊成與反對的聲浪中，本論文僅提出一般學者對安樂死的分類，不再深入探討。為使讀者一目了然，本論文將上述分類以圖表方式呈現如下：

圖（4-1）安樂死的分類：

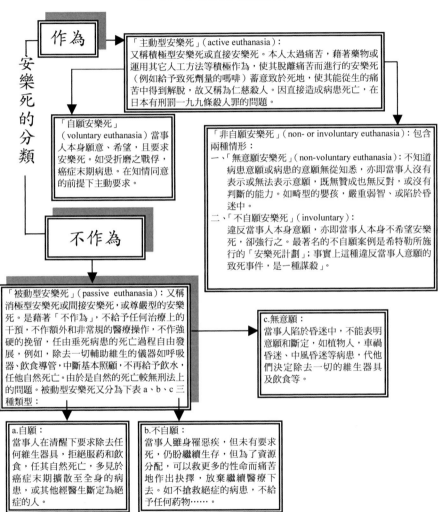

資料來源：謝青龍「自由意志在生命倫理中的重要性─以安樂死與複製人的爭議為例」，『哲學與文化』，28 卷第 10 期，2001 年 10 月第 908 頁。網路資料：金顯得，「安樂死的界說」。中華生死學會。http://www.csld.org.tw/0428-5.htm

在上述安樂死的分類中，為了不延長病患瀕死過程的痛苦，而不使用延長生命的措置，所謂「不作為」的情況，此選擇乃出自於病患自我決定，雖然有可能造成死期的提前，但不會直接造成病患死亡，故較無爭議性。反之，若因某些「作為」而直接縮短病患生命，讓病患死苦終結，就算得到病患承諾，但由於提前結束生命牽涉到他人生存權的侵犯，故很多國家並不贊成，且對為了免除痛苦所意圖採取的積極招致死亡、直接結束生命的措置，都視為違法。

為了解日台病患對安樂死的看法，本論文針對安樂死的議題也做了問卷調查，以下為日本及台灣地區的問卷調查結果。

表（4-2）日本病患人權問卷調查統計結果

您贊成安樂死嗎？

		次數	百分比	有效百分比	累積百分比
有效的	非常贊成	21	9.1	9.5	9.5
	贊成	70	30.4	31.7	41.2
	尚可贊成	97	42.2	43.9	85.1
	極不贊成	4	1.7	1.8	86.9
	不贊成	28	12.2	12.7	99.5
	不知道	1	.4	.5	100.0
	總和	221	96.1	100.0	
遺漏值	未作答	9	3.9		
總和		230	100.0		

表（4-3）台灣病患人權問卷調查統計結果

您贊成安樂死嗎？

		次數	百分比	有效百分比	累積百分比
有效的	非常贊成	206	31.7	32.2	32.2
	贊成	251	38.6	39.3	71.5
	尚可贊成	136	20.9	21.3	92.8
	不贊成	36	5.5	5.6	98.4
	非常不贊成	10	1.5	1.6	100.0
	總和	639	98.3	100.0	
遺漏值	未作答	11	1.7		
總和		650	100.0		

　　根據上列統計表，在日本兩百三十位受訪者中，回答贊成安樂死的比例（含尚可贊成者）有百分之八十五點一，不贊成者佔百分之十二點二，極不贊成的僅有百分之一點七。台灣六百五十位受訪者中，贊成安樂死的比例（含尚可贊成者）則有百分之九十二點八，不贊成者百分之五點五，極不贊成者僅佔百分之一點五。本論文在進行台灣的問卷訪問過程中，曾遇過一位剛遭受母喪的受訪者，據她形容，其母罹患癌症末期，過世前經過多次急救，每一次急救都讓她母親重新承受一次痛苦，讓她極為不忍，因此，她毫不考慮的在問卷「非常贊成」處打勾。東方人延命至上的觀念確實可能產生如該名受訪者母親死前所受的待遇。況且，台灣醫療法也規定「醫院、診所遇有危急病患，應依其設備予以救治或採取一切必要措施，不得無故拖延」[21]。七十八年（1989）三月十六日衛署醫字第 786649 號還說明：

> 「有關罹患不治之症病患，如經本人或家屬同意，立同意書後，醫師可否放棄心肺復甦術之處置疑義，因事涉生命尊嚴、宗教信仰、倫理道德、醫藥技術及病患情況等複雜問題，目前尚有不宜。」

　　以上的說明表示，在台灣，對瀕死的病患消極的停止維生設備現階段是與法不容的。八十五年（1996）十一月八日衛署醫字第 85058854 號函時又有最新的補充如下：

---

[21] 參閱醫療法第四十三條。

> 「按安寧療護為醫療方式之一,對於癌症末期之臨終
> 病患,醫療人員如已善盡告知義務並尊重病患意見,
> 提供緩和醫療之安寧照顧措施,並無違反醫療法規之
> 相關規定。」

從上述補充說明的文字可以看出,在台灣以尊重病患意
見為前提所採取的安寧療護合於規定。其實安寧療護就是尊
重病患尊嚴死的決定。因此可以論證,在台灣的病患沒有要
求醫生令其提前死亡的權利,但是病患有選擇自然死亡的權
利。

三、安樂死與尊嚴死的區別

由於「消極的安樂死」在「對有意識、有痛苦的末期病
患,以消極方法終止治療,使其自然死亡」的方法上,與尊
嚴死具有共同面,因此兩者極易被混淆,本論文將以圖示的
方法來區別安樂死與尊嚴死的不同,希望讀者藉由圖表的區
別能更加清楚。

安樂死與尊嚴死在方法與範圍上是有不同的,亦即安樂
死問題的領域比尊嚴死狹隘,若以尊嚴死為圓,安樂死是含
在尊嚴死圓中的小圓[註22]。通常安樂死是,「指具有意識、沒有
痊癒的希望、死期迫近且難以忍受末期的痛苦,希望以死來
緩解此種痛苦,方法是藉由醫師以藥物積極的使病患達成死

[註22] 參閱石原明著,《法と生命倫理 20 講》,日本評論社,2000 年,
第 192 頁。

的意願。」而尊嚴死則是,「本人喪失意識,雖然不一定感受到激烈的痛苦,但以悲慘的狀態臥床,如大小便失禁等。」尊嚴死不一定是末期的病患,像植物人、漸凍人等即是。方法是以中斷延命治療來消極的等待生命自然終結。

圖（4-2）安樂死與尊嚴死的區別

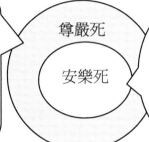

安樂死是,「指具有意識、沒有痊癒的希望、死期迫近且難以忍受末期的痛苦,希望以死來緩解此種痛苦,方法是藉由醫師以藥物積極的使病患達成的意願。」尊嚴死則是,「本人喪失意識,雖然不一定感受到激烈的痛苦,但以悲慘的狀態臥床,如大小便失禁等。」安樂死與尊嚴死在方法與範圍上是有不同的,亦即安樂死問題的領域比尊嚴死狹隘,若以尊嚴死為圓,安樂死是含在尊嚴死圓中的小圓。

尊嚴死

安樂死

兩圓重疊處:尊嚴死與安樂死在某種情況下具有共同性,亦即:在「對有意識、有痛苦的末期病患,以消極方法終止治療,使其自然死亡」的方法上,具共同性。

四、安樂死在日本

一九九一年,在日本曾發生「東海大學安樂死事件」。東海大學附屬醫院的醫生為病患注射藥劑讓病患死亡。事實上,病患並沒有向醫生表明意願想提早結束生命,而醫院方面也未對病患作過緩和醫療,在此情況下,醫生擅自決定解除病患痛苦,為病患執行提早死亡,其行為無異是殺人。因此,此事件發生後,日本法院正式提出執行安樂死的條件。一九九六年「京都安樂死事件」就是引用這些條件作為審判時的依據[註23]。當時

[註23] 參閱柏木哲夫著,曹玉人譯,《用最好的方式向生命揮別臨終照顧與安寧療護》,方智出版社,2002年,第104頁。

所提出的執行安樂死的條件，主要有以下幾點。

（一）病患罹患不治之症，且死亡迫在眉睫。

（二）用盡所有解除痛苦的方法都無效。

（三）以減輕病患痛苦為目的。

（四）須有病患明示之表意。

（五）其方法在倫理上是妥當的。

（六）藉由醫生之手。

本論文認為上述第五項有相當大的爭論空間。究竟什麼方法才是「倫理上」被視為妥當的方法呢？這是相當令人質疑的。而第六項「藉由醫生之手」，此點本論文相當認同，因為太輕易的執行往往容易造成蓄意的謀殺，也許是為了繼承財產或其他利益考量，非由醫師執行危險性過大。就日本相關判例顯現，日本執行「安樂死」者，大都是照護病患的親人而非醫生，例如，有一則判例是，丈夫絞殺末期痛苦不堪的妻子。另一則是，兒子不忍見到父親承受癌症的劇烈痛苦，在牛奶中摻入氰酸鉀，使父親中毒死亡。這兩則判例將於下一節中進行探討。

在日本因為「生命至上主義」，所以儘管有上述的六項要件規定，但並非代表日本認可了安樂死的合法性[註24]。再者，即使日本有所謂「日本尊嚴死協會」，現今已經擁有了一萬五千名會員相當活躍，但該組織所推廣的「生前預囑」在日本

[註24] 參閱關根透著，《日本の医の倫理歷史と現代の課題》，学建書院，2001年，第166頁。

仍無法律上的依據。因此，大多數日本的醫生在面對特意加入「日本尊嚴死協會」留下「生前預囑」的病患，仍然無法安心的拆除病患的維生設備[註25]。

根據一九九六年三月十八日每日新聞早報，日本社會的高齡化使得日本國民在照顧親人上，個人承受著相當大的負擔，而是否安樂死更是大大的超過了個人責任及負擔的範圍，在這樣的現況下，日本一九九一年還是發生了三十一件囑託殺人、傷害致死事件。

雖然日本法院正式提出執行安樂死的條件，但並非符合這些條件就能隨意執行安樂死。安樂死有太多爭議性，上述條件只是不得已要執行安樂死時，在法律上不會造成問題的最基本條件而已。在日本「安樂死」是以刑法來認定。一九七八年「日本安樂死協會」欲推出安樂死法草案，但受到絕對尊重生命的人們強烈反對，一九八三年該協會改名為「日本尊嚴死協會」努力推動「生前預囑」並將「生前預囑」普及化。此「生前預囑」以病患本人自發性的意思為前提，規定了如下的內容。

（一）因不治之症而處於末期狀態時，拒絕延命措置。

（二）希望緩和痛苦的處置。

（三）希望處於植物人狀態時，能有要求不裝置生命維持設備死的權利。

　　日本醫師會生命倫理懇談會表示考慮認可。一九九七年富山醫科藥科大學的倫理委員會決議允許限於末期病患的尊嚴死[註26]。

　　安樂死至今都還具有相當的爭議性，許多人權國家對安樂死是否該合法化一直爭論不休。如美國有三十四州的法律明白表示，協助自殺是犯罪的行為，有五州未明確規定，只有 Oregon 州一州允許合格的病患，接受參與的醫生寫下藥方或處方，以有人性、尊嚴的方法，結束病患的生命。連美國各州都沒有一致的看法，更何況全球各地。

　　個人對死亡的抉擇，雖然出於自我決定未侵害到他人權益，更非犯罪行為。但，由於生命的神聖，使病患「死」的自我決定，變得複雜，這不單單是個人死亡願意的問題，其中還牽涉到很多倫理層面，如家屬、醫生、醫療團隊等、甚至宗教觀、哲學觀、文化觀、生死觀。在醫生誓言中，必須幫助病患治療疾病、減輕痛苦的醫療倫理和天職受到衝擊，可否就在尊重病患自我決定權下，放棄醫療從業人員的天職開設處方，協助病患結束生命？上述價值觀與倫理觀的衝突並非本篇論文的研究範圍，因此，僅簡單的探討到此不再深入。本篇論文的重點將放在安寧療護，於第五章中繼續探討。

[註26] 參閱関根透著，《日本の医の倫理歴史と現代の課題》，学建書院，2001 年，第 169 頁。

第三節　日本安樂死的判例

一、安樂死名古屋判決

　　事件概要：被告 A 男務農，工作認真。父親因癌症長期臥床。某日 A 男父親耐不住癌症的劇烈疼痛大聲對 A 男訴求「讓我早點死！殺了我吧！」事親至孝的 A 男不忍心看到父親如此痛苦，加以主治醫生推測病患大約再撐一星期到十天，於是 A 男下定決心幫助父親早點脫離苦海，利用清晨時間於牛奶中滲入有幾燐殺蟲劑，使不知情的母親為父親餵食，結果造成被告父親中毒死亡。本案被告 A 男被依殺害尊親屬罪起訴[註27]。

審判結果：

　　一審名古屋地方法院判決有罪，依殺害尊屬罪，判刑三年六個月。二審名古屋高等法院判決有罪，依囑託殺人罪，判刑一年，緩刑三年。高等法院判決要旨：有關是否應該安樂死，雖然存有議論，但不管如何，因為是人為的結束人命應該遵守以下嚴格的基準。

　　（一）病患罹患現代醫學及技術無法治癒的不治之症，
　　　　　且其死亡已經迫在眉睫。

　　（二）病患痛苦之甚，已到達任何人看了都無法忍受的
　　　　　程度。

[註27] 名古屋高等裁判所，昭和 37 年（1962 年）12 月 22 日判決。《高等裁判所刑事判例集》，第 15 卷，第 9 號，第 674 頁。

（三）已經用盡所有可能的方法都無效。

（四）為病患本身的意願且明白表達出來。

（五）以醫生執行為原則，若無法由醫生執行則必須有
　　　經由醫生同意的特殊理由。

（六）其方法必須合乎倫理且妥當。

　　本案被告 A 男之情況雖符合前四項要件，但卻不符合第
（五）、（六）兩項要件。本案例為日本裁判史上第一件有關
積極安樂死的事例。審判結果對於醫師執行安樂死正當化定
下了一定嚴格的要件，因此，本判決對了解日本安樂死現況
具有重大意義。此案在日本東海大學安樂死事件發生前，相
當有名，是未藉醫師而積極安樂死的著名例子，高等法院判
決明確指出，無論動機如何？人為的結束人命都應遵守嚴格
的基準。那麼第五項醫生協助自殺，日本刑罰有無處分呢？
根據日本刑罰第三十五條法令「正當業務的行為不罰」，例如
檢察官或警官業務上逮捕人，「逮捕」的行為不罰。執行死刑
業務上殺人「殺人」行為不罰。同樣的，醫生進行末期醫療，
執行安樂死被視為正當行為而不被罰是有可能的。

二、東海大學安樂死事件

　　事件概要：一九九○年四月，X 男在東海大學附屬醫院住
院，經醫師診斷為「多發性骨髓腫瘤」。家屬希望院方僅告知
病患為「骨髓機能不全」。隔年四月一日，Y 醫生接手治療並
經由前主治醫師處得知 X 男僅能再活一個月。由於本案審判

關鍵在於以下 X 男的病程與 Y 醫接下來的處置，故扼要條列
說明如下：

四月八日，X 男腎機能惡化。

四月九日，X 男被終止點滴、除去尿管。

四月十日，家屬要求繼續治療。

四月十一日，X 男意識低迷。醫師判斷僅存四或五天生命。

四月十二日，家屬提出終止注射干擾素（interferon）。

四月十三日，3：00，X 男對疼痛全無反應。

    10：00，家屬要求全面停止治療。

    11：00，Y 醫生指示護士決定終止治療。

    12：00，護士拆除點滴及導管。

    17：30，家屬要求為病患除去呼吸器。

    17：45，Y 醫生除去呼吸器。

    18：00，家屬要求安樂死。

    18：15，Y 醫師注射鎮靜劑。

    19：00，家屬要求注射精神安定劑。

    20：10，家屬激烈要求讓病患返家。

    20：35，Y 醫為 X 男注射未稀釋的鹽化鉀。

    20：46，X 男因心跳停止死亡。

    Y 醫生被依「殺人罪」起訴。

判決結果：

有罪。依殺人罪判刑二年，緩刑兩年。

判決要旨：

（一）治療行為的中止要件

　　本件由於被告從病患身上摘除點滴、導管及呼吸器，是一種終止治療的行為。但如此的終止治療是否合法為本案審判重點。以一般的末期病患的終止治療來看，終止或中斷無意義的延命治療，目的是保障作為人的尊嚴、迎接自然的死亡，理應尊重病患的自我決定權。但若將如此無意義的治療行為作為已經不是醫生的治療義務的界限根據，則必須符合以下的要件：

（1）　一定是病患罹患不能治癒的疾病，且處於死不可免的末期狀態。

（2）　病患有明白的意思表示要求終止治療，此亦為終止治療行為的時間點。

（3）　治療行為的終止包括終止藥物投與、化學療法、人工透析、人工呼吸器、輸血、營養水分補充等。

　　若執行終止治療，上述第三項內容中的維生治療措置，也被列入終止治療的行為。但是，在什麼時點？終止什麼措置？其死期的迫切程度？該當終止什麼措置？停止以上措置對死期的影響為何？都需列入合法與否的考量。本案是以「讓病患迎接自然死的到來」作為合法與否的審判重點。本判決中，由於病患明確的意思表示並不存在，推定的意思也無法被認定，拔除維生的措置，連水分補給也被終止有違自然死的概念，因此不能以上一則判例的第五項要件作為安樂死合

法的答辯。故判定醫師有罪^{註 28}。

　　從上述的兩則日本判例來看，任何人都不能主張別人「該死」或「不該死」，因為「生命神聖不可剝奪」，即便病患主張拒絕延命治療，但因拒絕延命治療有可能使生命提前結束，還是必須受到法律嚴格的規範與監督。醫師的職責在救命，若協助病患自殺是終結他人生命的行為，無論有無病患囑託都該受法律規範。所有病患不分癌症、植物人、愛滋病患、漸凍人等，雖然受疾病所侵，但生命的神聖、生命的價值是沒有分別的。為了尊重每個病患的生命，杜絕醫療單位、社會或家屬任意的以醫療資源、經濟上、社會上或家庭負擔的理由隨意放棄病患的生命，此時病患「該死或不該死」的問題，須由法律審慎加以考量，這不僅是日本、台灣面對安樂死問題的態度，也是世界大多數國家對安樂死議題的基本態度。

註 28 橫濱地方裁判所，平成 7 年（1995 年）3 月 28 日判決。參閱久ぐ
湊晴夫《やさしい医事法学》成文堂，2001 年，第 133-136 頁。

第五章　拒絕延命治療後的安寧療護

　　當病患處於生命末期已知自己大限將至時，其主張拒絕延命治療，拒絕以儀器延續沒有意義的生命的意思必須予以尊重，此為病患自我決定權的實踐。病患雖然身有疾病，但無可否認，仍是具有自主意識與能力的人，在這種情形下，末期病患不僅有權參與自己的醫療，更有權決定要不要接受積極性的治療，或是改為接受消極性的緩和醫療。而以上這些決定在陷入昏迷前也可透過事前意願書的簽署，在陷入昏迷或意識不清時，透過事前的簽署來主張其決定。

　　當然拒絕延命治療的病患，不見得就會接受安寧緩和醫療。根據本論文所做的日本病患人權問卷調查顯示，在日本尚有百分之三十六的民眾不知道安寧緩和醫療。但本文認為日本安寧緩和醫療的理念雖然尚未推廣至所有民眾，但未來一定還有很大的發展空間。本章將鎖定安寧緩和醫療的方向加以探討，分析日本安寧療護發展的現狀及其問題點。

第一節　安寧療護的意義

一、何謂安寧療護

　　「安寧療護」（hospice care）在日本稱為「ホスピスケア」或「緩和ケア」，依據世界衛生組織（WHO）對安寧療護所下

的定義[註1]：

> 「對治癒性治療已無反應及利益的末期病患之整體性
> 積極的照顧。此時給予病患疼痛控制及其他症狀的緩
> 解，再加上心理層面、社會層面，及靈性層面之照顧
> 更為重要，安寧療護的目的是協助病患及家屬獲得最
> 佳的生活品質。」

世界衛生組織後來又對「安寧療護」做了更盡一步的解釋：

> 「安寧療護肯定生命的意義，但同時也承認死亡的自
> 然過程。人不可加速死亡，也不需無所不用其極的英
> 雄式的拖延死亡過程。醫療團隊協助病患緩解身體上
> 的痛苦症狀，同時提供病患及家屬心理及靈性上的支
> 持照顧，使病患達到最佳的生活品質，並且使家屬順
> 利渡過衰傷期。」

世界衛生組織也界定出安寧療護所應秉持的原則[註2]：

[註1] 世界衛生組織（World Health Organization 簡稱 WHO）對緩和
醫療的定義原文：「The active total care of patients whose disease
is not responsive to curative treatment. Control of pain, of other
symptoms, and of psychological, social and spiritual problems, is
paramount. The goal of palliative care is achievement of the best
quality of life for patients and their families. Many aspects of
palliative care are also applicable earlier in the course of the illness
in conjunction with anticancer treatment.」http://www.who.int/en/

[註2] 引用時報文教基金會安寧專題網頁資料，標題：「安寧療護之原
則」。時報文教基金會網址：

（一）安寧療護乃是確認生命有其尊嚴，並視死亡為一正常過程，亦為醫療過程的一部份，它既不加速亦不延後死亡。

（二）安寧療護將致力於減輕痛苦和舒緩其他不適症狀，同時也應整合病患心理和精神層面的困難，提供多層面的照顧；換句話說，即是順應疾病之自然過程，竭力終止加諸病體之上的折磨，達到「死亡無痛苦」的想望。

（三）安寧療護需提供一個支持系統，幫助病患儘可能積極地生活，直到死亡，亦協助家屬照料病患的疾病且調適自己的悲傷。

　　從上述的定義與原則我們可以了解，「安寧療護」是由各領域的專家組成團隊針對末期病患進行醫療照護，通常是癌症末期的病患。依據本論文在安寧醫院所做的訪問，近年，日本、美國已經將愛滋病患納入，台灣甚至將俗稱為「漸凍人」的運動神經元萎縮症病患列入為安寧的照護對象[註3]。安寧

---

http://www.chinatimes.org.tw/hospice/hospice_2_2.htm

[註3] 所謂的「漸凍人」是運動神經元萎縮症的俗稱。根據省立豐原醫院內科醫師陳建民的說法，運動神經元疾病現今仍是不治之症，病患罹病之後，運動神經和肌肉會逐漸萎縮，在 2 年到 5 年之間，病患病程會從行動不便、吞嚥困難、口齒不清到全身癱瘓。病患最後如植物人般癱瘓在病床上，無法自行呼吸，但卻意識清楚，有如活生生的靈魂被禁錮在僵硬的軀殼中。運動神經元疾病病友協會執行秘書游淑華表示，罹患該病的病因仍不明，年齡層從嬰兒到七十多歲的老人都有。癌症和愛滋病還有人在研究和尋求治療方式，但是漸凍人則是醫療體系的孤

療護的照護對象除了末期病患外，也涵蓋病患的家屬。除提供末期病患及家屬心理層面、社會層面，及靈性層面的全面性照顧與協助之外，還維持末期病患應有的最佳生活品質及尊嚴。安寧療護承認死亡的自然過程，故不以機器進行人為的延命，但安寧療護絕不贊成安樂死。當病患死亡時，安寧團隊在家屬方面會協助家屬順利渡過哀傷期，有別於一般的醫院，因此，安寧療護的存在提供末期病患及其家屬另一類之醫療選擇。

　日本安寧之父柏木哲夫[註4]對安寧療護的工作內容，曾以七個字加以分類說明[註5]：（1）H：「Hospitality」，殷勤。（2）O：「Organized Care」，有組織有系統的照顧。（3）S：「Symptom Control」，症狀控制。（4）P：「Psychological Support」，精神上的支持。（5）I：「Individualized Care」，注重個別差異的照顧。（6）C：「Communication」，溝通。（7）E：「Education」，教育。

　　兒，它比癌症和愛滋病更難面對，更難處理，一直被遺忘在社
　　會的角落，無聲無息的消失。中國時報社會綜合版 1999.02.11
　　http://ace136.auto.fcu.edu.tw/~cslin/eyetrack/news/88021101.htm
　　衛生署 2004 年 9 月 19 日公告，將末期運動神經元病患（俗稱
　　漸凍人）納入安寧療護整合性照護健保給付試辦計畫，使有意
　　願接受安寧療護服務的漸凍人病友皆能受惠。
[註4] 柏木哲夫 1965 年大阪大學醫學系畢業。1969-1972 年於華盛頓
　　大學進修精神醫學，1972 年返日，於淀川基督教醫院組織團隊
　　實際執行臨終照顧，1984 年成立安寧病房。1994 年獲得日美醫
　　學功勞獎曾三次來台協助台灣發展安寧。現為日本緩和醫療學
　　會理事長。
[註5] 參閱柏木哲夫，《用最好的方式向生命揮別──臨終照顧與安寧
　　療護》，方智，2002 年，第 65 頁。

圖（5-1）安寧療護的七項工作

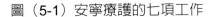

（1）H「Hospitality」，殷勤。

（2）O「Organized Care」，有組織有系統的照顧。

（3）S「Symptom Control」，症狀控制。

（4）P「Psychological Support」，精神上的支持。

（5）I「Individualized Care」，注重個別差異的照顧。

（6）C「Communication」，溝通。

（7）E「Education」，教育。

（1）H：「Hospitality」，殷勤

安寧療護的創始者桑德絲醫師在設置安寧醫院時，其理念就是以像家而不像醫院的地方來照顧末期病患。所以安寧病房除了提供像家一樣的環境給予病患舒適的照料外，對待病患或病患家屬更應像對待親人，以親切的態度來照料。

（2）O：「Organized Care」，有組織、有系統的照顧

安寧療護不是傳統醫療中醫師對病患或護士對病患的醫療模式，其特色在於組織一個團隊，在此有組織、有系統的團隊運作下，提供病患最佳的服務。此團隊的組成包括醫師、護理師、社工師、志工（義工）、營養師、心理師、復健師、宗教人員等，凡是病患所需要的都可以成為團隊的成員，這

些人員組織起來，比傳統醫院的照顧模式更能發揮，對病患的幫助也最大。

（3）S：「Symptom Control」，症狀控制

在安寧團隊有組織、有系統的團隊運作下，可以有效控制病患的症狀與痛苦，尤其癌症末期病人主述最多的症狀多半是疼痛，疼痛也是最難控制且對病人傷害很大的症狀之一。若以傳統醫院方式讓病患服用大量止痛藥、甚至注射嗎啡，病人經常出現噁心、嘔吐等痛苦症狀，對病患而言，生命品質不佳。安寧緩和醫療在止痛的部分做的很好，根據天主教若瑟醫院安寧病房及疼痛治療中心醫師黃安年指出，現在已經有吩坦尼經皮止痛貼片，效果不比傳統嗎啡差。而高科技療法神經網絡晶片，也可減輕病人部分疼痛及症狀[註6]。此外，透過宗教治療、音樂治療、芳香治療及放鬆技巧等對症狀的控制也很有幫助。

（4）P：「Psychological Support」，精神上的支持

安寧照護不單單是解除疼痛，對病患的不安、寂寞、憂鬱等心理上的問題也給予解決，末期病患在精神上是需專業的輔導與支持，通常末期病患對於即將來臨的死亡會呈現不安、焦慮及恐懼的情緒，需透過輔導，給予精神上的支持。

[註6] 參閱時報文教基金會電子報，標題：「止痛貼布癌症福音」。時報文教基金會電子報網址：
http://www.chinatimes.org.tw/news/1997/19971004_01.htm

（5）I：「Individualized Care」，注重個別差異的照顧

不同病患有不同個性、病狀也有所差異，不能以相同的照顧模式對應到所有病患身上，須注意到每個病患不同的差異性，以提供較適宜個別狀況的治療。

（6）C：「Communication」，溝通

安寧療護注意溝通的細節，包括病患與醫師、病患與護士、護士與家屬、家屬與家屬間的溝通等。

（7）E：「Education」，教育

在教育上應把安寧照護納入醫學教育或護理教育的體系內，使更多人知道安寧的精神和運作方式。在台灣生命教育已經納入中學校園，讓學生體會生與死對人生的重要意義，教育學生尊重生命、不畏懼死亡，以正向的態度來面對人生的課題。若也將安寧療護的部分一併推廣，相信民眾對安寧療護的接受度也會隨之提升。

二、安寧療護的源起

（一）安寧療護的源起

安寧療護源起於中世紀歐洲之 Hospice（大約在西元四百多年時）。「Hospice」一語源於拉丁語「hospitium」即「招待所」之意[註7]。是中世紀歐洲基督教修道院中所附設的「安寧

[註7] 根據劍橋百科全書，「Hospice」為救濟院之意。一種在正常情況下作為專門治療晚期病患的醫院，通常照料一些特定年齡的

院」，用來作為接待長途跋涉之朝聖者或旅行者的中途休息、
重新補足體力的驛站，或是為了照顧受傷與垂死病患所設立
的院舍[註8]。因為當時的旅行與現代不同，過程充滿危險，往往
有人因此受傷或病倒，而當時如此的設施，提供受傷或病倒
的旅人休息及照護。在歷史演變中，此種基督教的院舍所照
顧的對象也有變化，當痲瘋病與肺結核盛行的年代，這設施
就成為照顧這類病患的處所，可說是安寧療護最早的雛型。
如果從單字探究，host（主人）、hostess（女主人）、hotel（飯
店）、hospital（醫院）、hospitality（殷勤招待）等英文單字，
都源自於拉丁語「hospitium」一語。透過中世紀歷史，以及
以中世紀為背景的電影、文學作品，我們可以試著想像中世
紀歐洲之 Hospice，主人一方提供客人停留，在迎接與被迎接
的主、客之間，在照顧者與被照顧者之間，因為「Hospice」
這樣的設施，停留過程中充滿著各種人間像，而這些人間像，
代表著人類互相理解、互助扶持的意涵，也呈現出彼此間的
平等與尊重。如果，有人因為受傷、病倒，而被嫌惡背棄，
那是多麼殘忍的對待。當時的「Hospice」不僅提供處所供疲
憊受傷、生病的旅人、貧民停留休息，還給予親切的照料，
可說是當時受傷、生病、疲憊旅人或窮人、弱勢者的避風港。

人，主要是兒童和老人。救濟院原指附屬於修道院的寄宿舍或
收容所。中世紀時富人患病後在家中治療，而貧苦人患病則在
附近屬於地方貧民院的醫院中治療。這種形式的醫療制度一直
保持到 18 世紀。

[註8] 參閱釋惠敏，〈基督宗教的「安寧療護」（Hospice Care）的起源
與發展〉，《中華佛學學報》第 12 期，1999 年 7 月，第 472 頁。

當時進入「Hospice」接受照料者，可能是不同的人種或國籍，但基督教的「Hospice」對這些不同背景的人一律平等照料。本文認為除了宗教愛之外，此處還做到了人權的平等。

　　十一世紀末到十三世紀末十字軍遠征時，「Hospice」的活動相當的興盛。宗教改革後很多的修道院關閉，「Hospice」活動因此衰微。產業革命時，經濟掛帥，新產業構造產生很多失業者、流浪者及老人問題。在義大利，為了解決上述的問題及收容罹患不治之症的貧民，便將「Hospice」改名為「救貧院」，其設立「救貧院」的動機與初期設置「Hospice」的理想顯然有所背離。根據日本名井久美子在『人間らしい死をもとめて』一書中的描述，當時「救貧院」中沒有布簾，一個病床上擠進數名的重病病患，環境中完全令人感受不到尊嚴與溫馨，當然談不上所謂的隱私權了[註9]。

　　一八四八年，在法國里昂，當時有一位二十八歲的寡婦Jean. Garnier 以奉獻的精神照顧著無法治癒的病患，一八七九年時，設立 Maison Medicale Jean Garnier，現今已成為專責照顧癌症病患的設施。美國的安寧照護是由十二位寡婦組成的社團開始，挺身照顧罹患不治之症的極困婦女，一八九九年時，此團體在紐約開設了 Calvaria 醫院，該院為現今最大、最先進的天主教安寧醫院[註10]。一九〇二年前後，有幾位天主教

[註9] 參閱名井久美子著，《人間らしい死をもとめて》，岩波書店，1999 年，第 38 頁。

[註10] 參閱星野一正編，《人の死をめぐる生命倫理》，蒼穹社，1992 年，第 70 頁。

的修女在倫敦附近開設 St. Joseph's Hospice 照顧臨終的貧民。
一九〇五年時，在愛爾蘭首都都柏林，有一位慈善修道院的
僧尼，得到一間房子用以收容四十七歲的男性病患，建造了
盎格魯撒克遜圈中最古老的安寧院，為基督教安寧院的開
端。這安寧院最初被稱做「瀕死者的醫院」，不久改名為「聖
母安寧院」[註11]。一九六七年時，英國的西西里.桑德絲（Dame
Cicely Saunders）女士創建現代安寧療護的第一號醫院「聖.
克里思多福安寧醫院」（St. Christopher Hospice），開啟了現代
安寧療護運動。此運動七〇年代時傳入美國。一九七八年，
全美安寧緩和醫療協會（National Hospice Organization）發行
了安寧緩和醫療指導原則，此指導原則成為日本全國安寧緩
和醫院聯絡協議會指導原則的參考。目前美國有超過二五〇
〇家的安寧設施或團體，以在宅照護為主而活動著。另外安
寧療護運動也擴及德國、加拿大、澳洲、紐西蘭、亞洲等。
依據聖.克里思多福安寧醫院的資訊服務，一九九八年時，世
界八十一個國家有五千四百個安寧及緩和照護服務[註12]，其中
包括日本及台灣。日本的安寧療護運動起於一九八一年，台
灣則在一九九〇年時在淡水馬偕醫院成立台灣的第一家安寧
醫院，比日本晚了近十年。

　　從上述背景敘述可以發現，在桑德絲女士尚未成立安寧
療護之前，安寧照護者大多以宗教、義工的形式來進行活動，
與醫生護士無直接關係。而且，當時的照護僅是提供照護，

[註11] 同註 10，第 38 頁。
[註12] 參閱名井久美子著，前揭書，第 39 頁。

對末期病患的疼痛仍無法進行有效控制，此與現今安寧療護
的精神尚有段差距。因為現今所指的安寧療護，絕不是僅僅
提供照顧的處所，對大多數癌症末期病患而言，瀕死的恐懼
及疼痛的難耐才是對照護者與病患雙方最大的考驗。很多要
求安樂死的末期病患，大都是因為無法忍受劇烈疼痛及毫無
品質的生命才會心生放棄生命的念頭。

（二）安寧療護創始緣由

　　一九六七年，當醫療現場上無法對癌症的痛苦提出有效
止痛的方法時，英國桑德絲醫師與同事不斷努力研究，終於
發明了有效的止痛方法，並在倫敦郊外開設「聖·克里思多
福安寧醫院」專門照顧癌症末期病患。桑德絲醫師有效的解
決了癌症末期病患疼痛的問題，為病患提供了像家一般的治
療安置處所，在桑德絲醫師有心經營下，「聖.克里斯多福安寧
醫院」成為安寧療護推廣活動的指導者[13]。該醫院的設立提
供了瀕死病患另一項選擇。安寧療護拒絕延續瀕死過程、拒
絕任何無意義的延命治療，讓末期病患在瀕死過程中沒有痛
苦、走的自然。本論文認為安寧療護不僅是維護瀕死病患的
生命尊嚴，更守衛著末期病患的生命品質。

　　安寧療護的創始人桑德絲女士本為護士，熱愛照顧病
患，但因背痛無法再任護士之職，於是轉修社工學分取得社
工資格後繼續在醫院中服務病患。一九四七年，她照顧一位
年輕的癌症病患名為大衛·塔斯馬，兩人間建立起深厚的友

---

[13]同註 12，第 38 頁。

誼。由於當時癌症病患的疼痛尚無良好的止痛方法，醫師對於病患的疼痛往往束手無策。於是桑德斯決定為癌症病患建立一個脫離醫院色彩且像家的地方，為病患提供更有尊嚴、更好的照顧。一九四八年桑德絲所照顧的癌症病患大衛過世，遺留五百英鎊遺產給桑德斯，這使桑德絲更加投入照顧癌症病患的工作。由於護士或社工對病患的照顧還是有限，於是桑德絲在三十三歲時決定進入醫學院就讀，致力完成當醫師協助病患的志願。

一九五八年到一九六五年之間，已經是醫生的桑德絲與幾位醫生同事研究出許多能夠減輕癌症病患痛苦的新藥，並著手建築醫院。一九六七年，醫院落成，取名「聖‧克里思多福安寧醫院」（St. Christopher Hospice）。此醫院的落成使Hospice 的意義引申成為「照顧癌症末期病患的地方」。桑德絲開創了全世界第一家有特殊服務方案的醫院，以醫療團隊的合作方式照顧癌症末期的病患，陪伴末期病患走完生命全程，除此之外更輔導家屬度過親人死亡的哀慟時期。「聖‧克里思多福安寧醫院」的建立，使安寧療護成為人道醫療、尊重末期病患的驕傲[註14]。聖‧克里思多福安寧醫院後來受到英國女王的大力資助成為英國安寧教育示範中心，設立之後八年，該院派遣一組人員前往美國協助設立美國的第一所安寧病房，現今「Hospice」已經成為現代醫療機構作為照顧癌症末期病患設施的通稱。在英國，安寧緩和醫療也普遍為民眾

[註14] 參閱《馬偕安寧照顧會訊》，第五十期，2003 年 9 月，封底說明。

所知，可說深耕於英國社會大眾之間[15]。安寧療護起源於英國，推廣至全球各地，目前全球至少有六千多所醫療機構提供安寧緩和醫療[16]。

三、安寧療護的意義

　　安寧療護是以團隊方式，由團隊的工作人員彼此間相互扶持，協助病患家屬面對各種煎熬。如，劇烈的疼痛、呼吸困難、噁心嘔吐、食慾不振等，積極提供病患身心靈整體性的全人照顧，讓病患對於逐漸瀕死的事實心平氣和的接受，這段期間可以思考如何交代安排後事，對在世的親朋好友如何告別等。而病患過世後，安寧的團隊也會針對家屬的悲哀情緒提供輔導。因此安寧療護可以說是協助末期病患積極面對死亡，自然走向善終。原來因疼痛而要求安樂死的病患若在安寧療護照護下，反而因痛苦的減緩或解除而更珍惜存活著的每分每秒，直到自然離世。

　　人權時代，主張自我權利的風氣大開。各種人權議題浮出檯面，例如，婦女可否以自我決定權主張墮胎的權利；病患可否以自我決定權主張拒絕治療等。在這股人權風潮下，安寧療護深具意義。安寧療護不是推翻「生命的至高無上」、也不是贊成「安樂死」，而是凸顯人在面對死亡的恐懼與疾

---

[15] 參閱名井久美子，《人間らしい死をもとめて》，岩波書店，1999年，第 2 頁。

[16] 參閱釋惠敏，〈基督宗教的「安寧療護」（Hospice Care）的起源與發展〉，《中華佛學學報》第 12 期，1999 年 7 月 472 頁，第 472頁。

病痛苦的雙重煎熬下，有爭取自我選擇、維持生命尊嚴的權利，其所突顯的是，弱勢的病患也有主張治療方式的權利，而此種權利是基本的人權。這樣的意義下，醫療現場一直以來以延命至上的思考原則開使動搖，醫生們也開始思考，堅持延命治療、延長病患瀕死期是否真是對生命的尊重？是否真的尊重病患人權？這樣的思考轉變，使病患與醫師之間的價值觀、互動開始產生改變。以往醫生對於病患或是病患家屬缺乏一種貼近感，好像高高在上，進出病房來去匆匆，缺乏一種貼近病患的感覺，對於處置的說明也多半未充分，當然這可能跟醫生特質有關。但總體而言，醫療現場，醫生看慣了瞬間的生與死，對於病患的寂寞或是家屬的悲傷相較之下是較能超然面對的，或許也因為如此，醫生與護士對於末期病患或家屬才沒那麼的貼近。安寧療護則讓醫療工作者，無論醫師、護理人員或社工師等，都能發揮團隊的效能，提供末期病患更好的醫療選擇，在病患人權的提升上，安寧療護可說扮演了重要角色、具有重要意義。

　　筆者原本預定前往日本進行安寧病房訪問，但由於腫瘤大出血必須動大型手術，術後插管身體狀況無法長途跋涉，因此轉而接洽訪問台灣的安寧病房，再以文獻等方式補足對日本安寧現況的了解。由於安寧病房是專對生命末期病患設置，因而拒絕外界不必要的打擾，單獨接洽在過程中屢遭碰壁，歷經數次努力，總算徵得淡水馬偕醫院安寧療護中心葉秘書首肯，安排於二○○三年十二月六日進行安寧病房專訪。由於「淡水馬偕醫院安寧療護教育中心」為台灣第一個安寧療護中心，能夠成功訪問對本論文的研究深具意義。

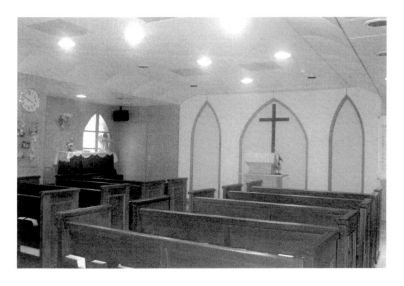

淡水馬偕醫院安寧療護中心教堂提供病患宗教上的心靈寄託。

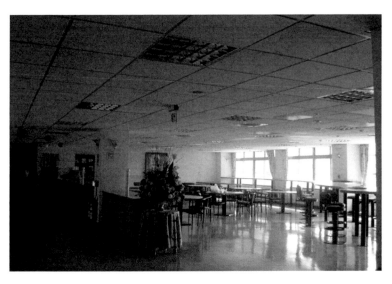

大型的活動空間提供病患舉辦活動。

　　根據該中心鍾清惠社工師第一線的親身體驗，一般社會大眾至今仍然忌晦談論死亡，對安寧療護的認知也存有許多誤解，認為「安寧療護」就是將親人安排在安寧病房如同遺棄，是沒救了在等死。事實上並非如此。以馬偕為例，家屬來到淡水安寧病房後，從病房的設計到醫療團隊的合作，所有一切都有別於一般病房。例如病房不以數字命名而以花鳥命名。一樓房間附有陽台，面對小花園，樓上自費病房也有陽台設計，二樓有小型教堂、大型聚會廳定期舉辦活動，有兒童遊戲房，提供病童或探病兒童遊憩使用，此外有美髮部提供義工協助病患作頭髮護理。頂樓有花園，空間寬敞，可供舉辦烤肉等大型活動使用。來此住院的病患家屬一致正面肯定「安寧」，認為「安寧」能夠讓自己的親人安祥、有尊嚴地、安心地完成人生最後一章，也認同安寧會幫助病患家屬勇敢地面對親人死亡。台大醫院家庭醫學部醫師邱泰源接受媒體訪問時也做了如上述大致相同的表示[註17]。日本安寧病房大致上也如同上述的模式，甚至可以在一定的範圍內攜帶病患用慣的桌椅保持一定的生活習慣，無論是生日、結婚紀念日各種特殊日子的慶祝，醫院都會盡全力協助病患及家屬安排，讓病患沒有任何一絲的遺憾。

[註17] 大紀元網路報導，標題：「安寧緩和醫療能協助末期病患善終」，2003 年 7 月 31 日。http://epochtimes.com/b5/3/7/31/n351416.htm

第二節　日本安寧療護思想的導入背景

一、日本安寧療護思想的導入

在日本，淀川基督教醫院於一九七三年首創安寧療護，但第一家安寧療護醫院則為一九八一年的聖隸安寧醫院。此間醫院的設立使日本成為亞洲第一個成立安寧療護醫院的國家[18]。至二〇〇五年八月一日止，日本各地正式的安寧醫院設施的數目，合計已有一四九個設施，共計二八二四床，各自進行著具體的安寧療護活動[19]。（尚有六十六個團體準備設立）

日本安寧療護醫院思想的導入背景可以回溯至一九七三年（昭和四十八年），當時日本政府制定了老人保健法，健康保險的制度使所有日本國民得以享受到低廉而高度的醫療，與此同時，正逢日本醫療機器的急速整備期，醫療現場儀器檢查與藥物治療可說雙管齊下[20]。新技術、新發明為醫療現場帶來了方便、準確及快速，但同時也逐漸的讓醫療現場喪失了「人」的感覺。從前病患與醫師之間的醫病關係，不管病患處於何種狀態，醫師都必須極力相救，絕不讓病患輕易死亡。表面上生命至上，醫師盡全力搶救，但深層的意義上卻也涵蓋了「盡全

---

[18] 參閱柏木哲夫著，曹玉人譯，《用最好的方式向生命揮別》，方智，2002 年，第 16 頁。

[19] 詳見附錄（五）。資料來源「The Japanese Association of Hospice and palliative Care Units」（日本全国ホスピス緩和照顧醫院聯絡協議會）http://www.angel.ne.jp/~jahpcu/

[20] 參閱星野一正編，《人の死をめぐる生命倫理》，蒼穹社，1992 年，第 71 頁。

力搶救到最後一秒，家屬應該可以理解」的自保態度。這樣的
態度和做法固然是為了維繫醫學倫理及尊重生命至上，但急救
到最後一秒的醫療原則，一再地把瀕死的病患拉回到瀕死過程
的起點，使病患在歷經急救的痛苦後在維生儀器下繼續延命，
忽視了病患拒絕延命治療的權利。這模式在世界各地及台灣醫
療現場大都相同，所以才有安樂死的爭議。

探過病的人或許知道，生命維生的管子讓病患彷彿置身
在「大型義大利麵」覆罩下，處於生命末期時，有誰喜歡忍
受身上插滿管子，周圍包圍儀器呢？這樣的質疑思維，隨著
社會人權思想湧起而更加突顯，不僅先進人權國家，日本醫
療現場上也因此而產生改變，部分醫生開始注意傾聽病患的
權利，貼近末期病患及家屬的心靈。原本看慣了生命的瞬間
消逝，對末期病患處置不習慣做充分說明的醫師，開始推崇
「尊重、關懷、用心，以病患自己的手，掌握生命末期時的
每個瞬間」的安寧療護。部分醫生針對持續到最後一秒的延
命治療的必要性及做法提出疑問。如何減輕那些沒有治癒希
望的末期瀕死病患的痛苦，給予精神上的扶持，是安寧療護
思想被引進日本的主要原因。

對癌症末期的病患而言，因極度痛苦而希望快點死以求
解脫的想法為人之常情。本論文在之前的章節中也曾舉出「癌
症末期的父親因為太過痛苦而要求兒子殺掉自己以求早點解
脫」的判例。但生命至上及法律層級的規定，醫學現場必須
嚴守延命治療的原則，對於安樂死的問題世界各國還在不斷
爭議中，日本也尚未合法。但安寧的思想，非主張安樂死，
而是重新思考，如何排除安樂死的爭議，減輕末期病患肉體

痛苦，提升心靈的平靜，重視病患的舒適與自主尊嚴，協助
病患及家屬面對臨終的事實，讓生死兩無憾。在醫療團隊互
助相持的運作下，以高品質、高專業的緩和醫學（Palliative
medicine）對末期病患提供身、心、靈的照料。

　　安寧療護傳入日本時並無一定的基準，該具備什麼設備
也處於摸索的階段，民眾對安寧療護的印象僅停留在「某種
照顧」的階段。而此「某種照顧」是以下列圖表所示的五項
內容作為執行基準[註21]：

圖（5-2）初期日本安寧照顧的五項執行基準

根據星野一正，『人の死をめぐる生命倫理』，蒼穹社，1992年，第73頁資料繪製。

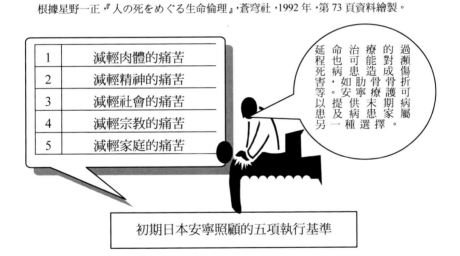

初期日本安寧照顧的五項執行基準

[註21] 參閱星野一正編，《人の死をめぐる生命倫理》，蒼穹社，1992
年，第73頁。

　　在上述的五項基準中，對末期病患最為必要的是第一項
「減輕肉體的痛苦」。肉體痛苦沒有減輕，就等同於沒有安
寧照護。根據本文訪問醫療現場的醫師所得的結果，事實上，
對末期的病患而言痛苦的緩解比症狀的處理要來的容易，減
輕痛苦的醫療方式被發明後，醫生在治療疼痛上，變的輕易，
也遠比器官組織的症狀控制來的容易。唯有減輕痛苦，末期
病患的生命品質才能獲得保障。

　　對大多數的病患而言，身體的病痛可以醫治，但精神上
的痛苦醫生幫助的程度有限。如果醫師和護士能夠傾聽病患
說話，不管有沒有回饋病患，病患都會覺得寬慰些，來去匆
匆的醫生和護士讓病患感受到冷落。本論文認為醫療相關者
雖然無法完全承擔「減輕病患精神上的痛苦」的責任，但是
可以盡力「傾聽」，因為「傾聽」才能確定病患真正的需求，
提供最適切的服務與協助。當然可以協助時必須盡力，否則
左耳進右耳出沒有任何實質意義。一般而言，精神上的了解、
支持，往往比藥物更能讓病患舒緩情緒，此種心理上的作用
對減輕病患肉體的痛苦有相當大的幫助。根據親身經驗，手
術台上清醒第一眼，若能看到主治大夫坐在自己身旁，專心
等候，哪怕是一句加油、一個握手，那種精神上的鼓勵與關
心，遠比打止痛針更能提振病患心靈，本文認為末期醫療的
醫病關係應該如此。至於社會痛苦的減輕，則必須了解病患
的社會背景、家庭環境、職場關係，這對醫療工作者而言雖
不容易但卻必須盡力，因為病患對職場、家庭的牽掛可能直
接影響到醫療成效，而且住院時，很多病患希望能到外面走
走、透透氣，因此不宜封閉病患，切斷病患一路走來的社會

生活，在可能的範圍內，也要讓病患保有一絲窗口，讓病患與之前的環境保持交流，例如，日本安寧病房容許病患把慣用的家具，如椅子等，帶進醫院病房，用以保持病患與過去生活的關聯，環境的設計上也精心安排不與外界隔離，讓病患與外界保持接觸，維持社交的充實度，滿足病患社會生活的需求。根據日本安寧之父柏木哲夫醫師的看法，病患精神上的滿足和痛苦的解除是一樣重要的，日本安寧病房通常會鼓勵家屬與病患多互動，家屬二十四小時隨時可以探病，並可以留宿，讓病患精神安定。至於宗教上，有些病患認定疾病的起因在於自己的罪孽，如何解決病患宗教上的這種不安，也是醫療關係者的工作。醫療相關者要提供病患理性思考的幫助，協助病患理解疾病和死的關係。而家屬要不要告知病患疾病的資訊，是相當大的精神負擔，在必要時醫療相關者，必須協助家屬，教育、鼓勵家屬，以幫助病患面對生命最後一刻的到來。

　　由於末期病患所面對的不僅僅只有虛弱、疼痛、食慾不振、水腫、嘔吐、焦慮等肉體上的痛苦，其他方面的痛苦往往讓某些病患更加在意，例如，對家庭經濟財務上的擔心，喪失工作及社會地位等。因此日本兵庫縣東神戶醫院安寧療護的專門醫師大西和雄醫師主張如下的看法。他認為除肉體的痛苦外，病患還有精神上、靈魂上、社會上的痛苦。他將這些痛苦稱做「全人的痛苦」（total pain），國內也有學者、醫師稱做整體性痛苦。如下圖（5-3）所示：

圖（5-3）全人痛苦示意圖

（根據大西和雄著『MIN-IREN いつでも元気』2001 年 10 月 NO.120 資料繪製）

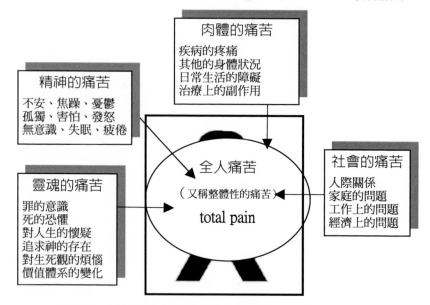

大西和雄醫師舉例說，曾有某個安寧療護醫院問一名婦女末期病患：「現在妳最感到痛苦的是什麼？」這名婦女回答：「尚未替兒子娶妻。」從這個回答，大西和雄醫師因此認為，對末期病患而言，肉體上固然痛苦，但許多未了結的心願往往更令病患遺憾，此種此生未完成的遺憾對部分病患所造成的痛苦往往勝過疾病所帶來的痛苦。末期病患除了身體的痛苦、對死的恐懼外，對家人的牽掛、對人生的疑問，都涵蓋在他們痛苦的範圍內，因此，大西和雄醫師主張必須以全人的痛苦的角度來思考如何照護這些末期病患[註22]。

[註22] 大西和雄，〈ホスピスってなに？最後まで快適に、その人らしく

二、日本安寧醫院運作實態

（一）初期十年（一九八一年至一九九一年）

日本第一家安寧醫院「聖隸安寧醫院」雖於一九七五年就開始計畫籌設，但實際設立時已是六年後亦即一九八一年間。之所以花費長達六年的時間，乃是因為日本當時安寧思想尚未滲透，也沒有以全棟醫院作為安寧照顧模式的意識，且醫療現場也缺乏具實際經驗的醫生及護理人員。安寧醫院設立前，日本是以分散型的方式收容內科住院的末期癌症病患，以這些病患做為安寧照護的對象進行安寧的活動。一九八二年十一月，日本安寧病房正式運作，但僅限收容癌症末期的病患。醫療的模式則脫離以往「細分科別、不分病程、僅僅救急救命」的模式，改由末期醫療的專門醫師來擔任，並為此設計 TCU（Terminal Care unit）專門醫院，此時對醫師的需求條件設定為「有豐富癌症治療經驗者」。一九八一年至一九九一年十年間，日本安寧醫院初期十年入院病患共計六二三名，男女比例，男佔二九九（百分之四八），女佔三二四名（百分之五二）。年齡分布從十歲到八十歲橫跨各年代。五十年代一二一名（百分之一九點四），六十年代有一七五名（百分之二八點一），七十年代一五一名（百分之二四點二）。五十年代至七十年代者總數佔全體的百分之七十以上。四十年代者九十六名（百分之十五點四），八十年代以上者

「生きる」援助に全力を〉,《MIN-IREN いつでも元気》2001 年10 月 NO.120 http://www.okatani.or.jp/html/itsudemo_200110.htm

八十名（百分之十二點九）[註23]。

圖（5-4）日本安寧醫院初期十年住院人數分析圖

（根據星野一正編『人の死をめぐる生命倫理』，蒼穹社，1992 年，第 78 頁
統計資料繪製。）

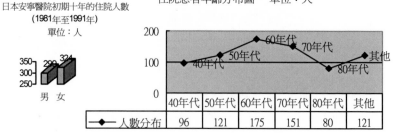

日本安寧醫院初期十年〈1981年至1991年〉
住院患者年齡分布圖　單位：人

日本安寧醫院初期十年的住院人數
(1981年至1991年)
單位：人

	40年代	50年代	60年代	70年代	80年代	其他
人數分布	96	121	175	151	80	121

　　這樣的年齡分布讓人聯想到是否與癌症好發年齡相符
合。由於上述五十年代至七十年代的總數合計佔了全體收容
病患比例的百分之七十，因此安寧醫院很容易被誤解為是專
對高齡者設計的醫療設施。然而，年齡幼小的癌症病童及壯
年的癌症病患比例，事實上，也佔將近百分之二十的比例。
因此，從這樣的數據來看，不能將安寧醫院視為高齡者的專
門設施，而應該視為是專為臨終者所設計的人性化的、過得
有尊嚴的照護場所。

[註23] 參閱星野一正編，《人の死をめぐる生命倫理》，蒼穹社，1992
年，第 76 頁。

　　上述六百二十三名病患中，除六十名先行出院外（大多數病患病情穩定時會選擇返家過正常生活），總數五百三十五名中，從他們最後一次入院到死亡的在院日數平均為九十二點三日，中間值是五十五日。在院日數六個月以上者六十四名（佔百分之十一點九）[註24]。從這樣的數據來看，可以看出末期病患若未進行任何緩和醫療時，在當時可能平均得忍受五十五日沒有品質的生活，其中也許還得忍受心肺復甦術、插管等延命治療，以不自然的人為方式將瀕死期延長。而以緩和醫療照護末期病患時，由於痛苦的減輕，有可能自然的延長病患的生命，此種自然的延長與機器或心肺復甦術的人為延長所造成的延命顯然是不同品質的。

（二）日本安寧療護初期發展的困難

　　初期，日本安寧療護醫院成立的目的是為了照護生命末期的癌症病患，協助病患維持生命末期的尊嚴與品質。但是民眾對安寧的印象尚停留在「某種設施」或「迎接死的場所」。因此，如何教育及宣導讓民眾了解安寧療護醫院絕非「等死」的場所，反而是對末期、死不可免的病患加以照護、減輕其痛苦、提高其生命品質、進行緩和醫學的場所，是初期日本所遇到的困難。為實現以病患自我決定為主的安寧療護理念，病患本身，醫療相關者與家屬之間，需經各種努力。如同前面章節所言，醫師須對病患提供正確的資訊與充分說明（包括病名的告知），病患對醫生則要完全的信賴。

[註24] 參閱星野一正編編，《人の死をめぐる生命倫理》，蒼穹社，1992 年，第 78 頁。

在日本，安寧發展初期所面臨的困擾，除了民眾對安寧專門醫院認知錯誤外，主要還有病名告知的部分。病名告知在美國幾乎百分之百，但在日本比例卻不高[25]。當家人罹患癌症時，日本民眾往往要求醫生配合隱瞞，以使病患能無憂無慮走完一生。而安寧療護醫院的主要收容者為末期病患，日本民眾若想讓家人住進安寧療護醫院，恐怕病患會因此得知病情，故而民眾對要不要住進安寧療護醫院？要不要接受安寧療護？顯得猶豫不決。除了民眾猶豫病情的告知外，有些病患則是自己不願或拒絕知道罹患癌症的事實，在此情況下，醫生僅能告知家屬，透過家屬來商討如何處理。根據本論文所做的問卷調查，日本有百分之十點九的民眾不希望被告之罹患癌症（另有百分之〇點九的受訪者極不希望被告知）。從上述的數據可以想像「癌症病情的告知」在日本確實是一件令醫療現場感到困擾的問題。

表（5-1）日本人權問卷調查結果統計

假設您得到癌症，您會希望醫師告知您本人嗎？

		次數	百分比	有效百分比	累積百分比
有效的	非常希望	60	26.1	26.4	26.4
	希望	140	60.9	61.7	88.1
	不希望	25	10.9	11.0	99.1
	極不希望	2	.9	.9	100.0
	總和	227	98.7	100.0	
遺漏值	未作答	3	1.3		
總和		230	100.0		

---

[25] 參閱生井久美子，《人間らしい死をもとめて》岩波書店，1999，第2頁。

　　日本安寧發展初期還有一項困擾就是病床數的不足，由於佔床日數較長，並非一、兩個星期就能出院，有的一個月、兩個月甚至半年，因此，醫院對病房或病床必須經過相當仔細的規劃。所幸日本近年來安寧療護醫院數和病床數已經增加，若能配合國家醫療政策的改進、完善的保險規劃，居家安寧照護上投入更多的心力，相信此問題就能獲得解決。除了醫院數、病床數不足之外，保險制度也是影響安寧療護推廣的原因之一。為減輕末期病患症狀，緩和末期病患的疼痛，所必須進行的最小限檢查，在定額給付的保險制度下，面臨很大的經濟困難。一九九〇年（平成二年）四月，日本厚生省導入叫做「緩和照料醫院住院費」的新保險制度，該制度規定，不論治療內容的多寡，每日給付額相同，抑制了醫療費用，若醫院以營利為目的而對末期病患所必要的治療、照護有所打折的話，對末期病患而言是非常不妥的[註26]。此新制度，是從緩和照料醫院的性格加以設計，採用定額支付的方式，在避免過剩的投藥及檢查上立意良好，但末期病患的疼痛情況，個別差異頗大，若以定額的方式來抑制醫療費用難免有齊頭式假平等之嫌，本論文認為以醫療經濟優先於病患權利是很值得討論的。

[註26] 參閱星野一正編，《人の死をめぐる生命倫理》，蒼穹社，1992年，第80頁。

第三節　日本安寧療護的現狀及問題點

　　一九九一年日本厚生省制定了緩和照料醫院的設施標準，照顧對象以末期惡性腫瘤病患為主，硬體方面，病房面積每床二‧四二坪以上（約為普通病房的二倍）、設有面談室、會議室及供家族使用的休息室、客廳、廚房等。軟體方面，需有該院駐院專任醫師、每一‧五名患者有一名護士照顧，並設有一檢討住院、出院的委員會等，達到上述標準者，院方才能獲得保險醫療給付[註27]。

　　一九九一年十月，日本全國的安寧療護醫院與緩和照料醫院協議會開始活動。活動內容主要是年度會議，以各設施的共通問題作為課題進行意見交換。此外，也和日本厚生省聯繫，致力於安寧療護醫院的普及與內容的改善。一九九八年七月，日本山梨縣甲府曾召開「日本安寧緩和醫療‧在宅照護研究會」聚集了關心全國醫療福祉的市民約二千名，除了相關的演講、「緩和照顧與告知後同意」的特別演講、初期安寧緩和講座之外，尚有一〇三個一般講題，六個會場，場場爆滿。近來則積極的進行「居家安寧療護」。所謂的「居家安寧療護」是由一群受過安寧良好訓練的專業人員組成團隊，成員包括醫師，護理師，社工師，營養師及宗教人員等，定期至病患家中訪視，並以人性化的護理，提供癌症末期病患專業的疼痛控制、各項症狀處理、給予病患及家

[註27] 參閱台大醫學院家庭醫學科醫師陳慶餘網路資料，標題：「緩和醫療的原則」。網址：http://med.mc.ntu.edu.tw/~hospice/paper_chen.htm#table2 有關台灣安寧緩和設置的標準請參閱附錄（十八）。

屬心靈上的支持、安慰、支援及協助，對病患做到全人及全家的
照顧，對病患維持一種「無痛」的安寧境界和生命品質。至二〇
〇五年八月一日為止，日本全國已有一四九個（二八二四床）正
式的安寧緩和醫療機構，而籌設中的則有六十六個，此數字為「日
本全国ホスピス緩和ケア協会」公佈的資料[註28]。該協議會還提
供了日本健康保險法第四十三條第二項所規定的安寧緩和醫療
設施基準，主要內容翻譯如下：

（一）主要是以末期癌症患者或後天性免疫不全症候群
　　　的患者為對象，讓他們住院實施緩和醫療照護的
　　　醫療單位。

（二）該當醫療單位實施看護的人員配置，以當醫療單
　　　位入院患者數目一比五為配置原則。

（三）在進行安寧緩和醫療時，其所需的運作、體制必
　　　須整備。

（四）在進行安寧緩和醫療時，其所需的設備必須充分
　　　齊全。

（五）對於病患住院、出院必須有判定的體制。

（六）必須符合日本健康保險法第四十三條第二項規
　　　定，作為選定的特別的療養機構，需提供一定適
　　　當比例的病房供療養。

（七）必須接受財團法人日本醫療機能評價機構等所施
　　　行的醫療機能評鑑。

[註28]詳細資料見附錄（五）。

　　然而，在如此努力推廣下，日本一般人對安寧療護醫院病房仍存有許多誤解，例如，認為「安寧病房很昂貴」。事實上，日本有健康保險，在保險給付下，安寧病房的費用與一般病房的費用差異不大，除非病患住進需要自付差額的病房。台灣的情況也與日本相同，住個人的病房需自己給付差額，但健保病房則可獲得補助。另外，如前所言，日本有不少民眾對安寧療護醫院的印象仍然停留在「某種設施」、「迎接死的場所」，如果不能改變這些民眾的看法，多少也造成日本安寧療護醫院發展的阻礙。

　　日本在二〇〇〇年時，已經是世界第一的高齡社會，可以想像未來一定有很多老人醫療及照護上的問題，再加上癌症人口逐年攀升，這些末期癌症病患的醫療照護問題亦是值得注意的。除了「癌症病情的告知」值得正視落實外，如何安置收容末期的病患（未來還有其他需納入安寧療護的末期病患）是現今日本安寧療護的問題點。

　　九〇年代，日本健康保險制度將緩和照護納入後，各地的安寧醫院開始如雨後春筍般陸續設立，從一九九〇年的四十九間，增至如前所述的一四九間（尚有六十六個單位籌備中），二八二四床，增加的非常快速。不過，儘管醫療現場如此進步、安寧療護醫院增加，在癌症末期的痛苦可以獲得緩和的現在，日本還有很多民眾一邊忍受痛苦一邊迎接生命最後一刻的到來，亦即有相當多的民眾不知道或不願意接受安寧療護。根據問卷調查，兩百三十位受訪者中，有五十三位受訪者表示生命末期不會接受安寧療護。不接受安寧療護者佔受訪者的百分之二十三（表 5-2）。然而，根據 WHO 的資

料，疼痛的緩和已是先進國家的常識，日本到現今還有相當多的民眾不知道，顯然日本醫療現場，在醫療資訊的充分告知上未能貫徹執行，值得日本有關單位注意。

表（5-2）日本病患人權問卷調查統計

若您知道安寧緩和醫療，當您於生命末期時，您會接受安寧緩和醫療嗎？

		次數	百分比	有效百分比	累積百分比
有效的	會	165	71.7	75.0	75.0
	大概會	1	.4	.5	75.5
	不會	53	23.0	24.1	99.5
	不知道	1	.4	.5	100.0
	總和	220	95.7	100.0	
遺漏值	未作答	10	4.3		
總和		230	100.0		

　　從二○○四年日本全國惡性腫瘤死亡人數三十二萬一千人次來看，日本每年癌末承受身、心、靈煎熬者相當可觀，癌末病患大都有相當程度的疼痛，例如，呼吸困難、噁心、嘔吐、腹水、倦怠等，同時在得知罹患癌症到治療過程中往往充滿焦慮，無法治癒時還要面對死亡來臨的恐懼。上述的這些痛苦，若在一般以救命、回復病患健康為主的醫院，醫師會不知如何專業的解決病患的「全人」痛苦，末期病患可能連住院的機會都沒有，因為，一般醫院可能會拒收沒有辦法治療的末期病患。因此，安寧療護的推廣，必須克服各種日本醫療現場上的問題，不僅要履行充分告知的義務，還要尊重病患對治療上的同意、拒絕與選擇，在末期病患有需要時，一般醫院的醫師有義務將安寧療護介紹給病患參考，轉介末期病患至有安寧療護服務的醫療機構，讓更多的末期病

患有機會享受到較好的生命品質，沒有插管、機器；沒有痛苦、恐懼，在家人及醫療團隊的照護中尊嚴的、安祥的揮別自己的人生。

在日本，雖然民眾有「在家死」的期望，但實際上，接近百分之八十的人都在醫院或安寧機構中渡過瀕死過程、結束生命[29]，不像英國、美國，此兩個國家居家安寧療護已經相當普遍，英國乃「安寧」的起源國，連計程車司機都知道「安寧」這個名詞，美國因為醫療政策，安寧得到國家援助，因此百分之八十是居家進行。日本「在家死」的觀念之所以未能普遍，其原因在於民眾的認知，一般民眾認為，家裡無法充分照顧病患，也沒有信心會照顧好病患，病患在家裡得不到充分的醫療，萬一發生緊急情況，民眾也不知如何處理，不像醫院隨時有醫護人員協助。以上都是「在家死」未能在日本普及的原因。由於如此的觀念，加上日本居家安寧照護的支援系統尚未充足，因此，屬於安寧療護中的「居家安寧照護」部分，在日本推動的狀況緩慢[30]。二〇〇〇年四月，日本施行了「介護保險法」，鼓勵被保險人在有能力自立的情況下居家療養。另，醫療法、健康保險法等政策，都以抑制醫療費、早期出院，或削減醫院病床的觀點來誘導民眾居家醫療或居家療護[31]。此種「在家死」的政策取向，實施上雖

---

[29] 參閱柏木哲夫著，《用最好的方式向生命揮別》，方智，2002 年，第 87 頁。

[30] 參閱柏木哲夫著，前揭書，第 83-85 頁。

[31] 參閱新村拓著，《在宅死の時代》，法政大学出版局之網路資料。網址：

160

有困難，但是，如能推動成功，癌症末期病患就不需集中在醫院等待死亡，而能在自己熟悉的環境中、家人的陪伴下離世，醫院的資源也可以大量釋出照顧更多有需求的病患。

根據日本《讀賣新聞》提供的資料，日本民眾對於生命處於末期狀態時，所希望的臨終療養場所，「自家」佔百分之九點九，醫院佔百分之三十二點二，安寧療護醫院（日文原文為「緩和ケア病棟」）佔百分之四十九，其他及不知道者佔百分之九點九（圖 6-1）[註32]。顯然，選擇「安寧療護醫院」的民眾超過一般傳統醫院，未來隨著居家療護政策的推廣，此數據還會提升。因此，在硬體「量」的方面，必須妥善規劃，至於軟體方面，無論醫師或護理人員、社工師等，安寧需要的是各方的專業，為了因應未來大量的需求，應盡早培訓。

（圖 6-1）日本民眾生命末期時所希望的臨終療養場所

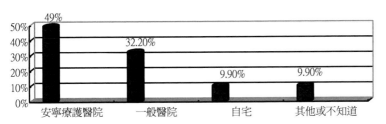

資料來源：根據「讀賣新聞」2000 年 10 月 27 日電子報資料繪製。

---

http://www.asahi-net.or.jp/~bd9y-ktu/test/ishi/people_f/zhante_f/mitori.html

[註32] 參閱「読売新聞」2000 年 10 月 27 日電子報，標題：「ホスピス普通の病院とどう違う」網址：
http://www.yomiuri.co.jp/iryou/ansin/an0a2701.htm

此外，地域性、城鄉間設施的平衡發展，也須一視同仁，不
能因為居住區域的不同而讓病患該享有的權利產生落差。再
者，居家安寧療護與住院的安寧療護，相互間必須有完善的
連結，以維持照護的品質，在資訊的提供上也務求充分，尊
重病患的自我決定權，以提供病患及家屬全方位的「全人」
照顧。

日本「安寧療護之父」柏木哲夫教授曾三次來台演講，
協助台灣有關安寧療護的推廣，在其協助推廣與世界尊重末
期病患人權的潮流中，一九九〇年二月淡水馬偕醫院成立了
全台第一家安寧病房（十八床），使台灣成為世界上第十八個
有 Hospice Care 的地方[註33]。之後陸續有民間的組織設立，例
如，一九九〇年十二月「安寧照顧基金會」設立，致力於社
會大眾安寧療護理念的推廣、生命教育的施行，也對醫療人
員提供基礎的在職教育及進階的訓練。這些年來，台灣安寧
積極發展，九十四年（2005 年）三月已發展到北部地區安寧
病房八家，居家安寧療護單位十一家，合約醫院二十一家。
中部地區安寧病房六家，居家安寧療護單位七家，合約醫院

[註33] 台灣由基督教馬偕紀念醫院首先在 1987 年引進安寧療護的觀念。之後，1994 年 3 月天主教耕莘醫院於台北縣新店成立聖若瑟之家病房，1995 年 6 月國立的台大醫院創辦緩和醫療病房，同年 10 月台北市立忠孝醫院設安寧病房，1996 年佛教慈濟醫院（花蓮縣）設心蓮病房，1997 年佛教菩提醫院（台中縣）設安寧病房，國立的台北榮民總醫院設大德病房，省立桃園醫院設安寧病房。以後在各方努力及衛生署推動下，持續設立安寧醫療設施機構。

九家。南部地區安寧病房十家，居家安寧療護單位十二家，合約醫院十五家。東部地區安寧病房二家，居家安寧療護單位五家，合約醫院六家。因此全台可以提供安寧服務的機構單位共計有一一二個，可謂發展快速。全台分佈的情況可參看下圖所示[註34]：

（圖6-2）國內提供安寧療護之醫療機構分佈圖。

（資料來源：安寧照顧基金會）

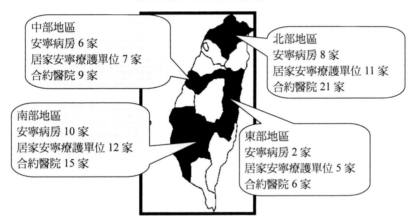

中部地區
安寧病房6家
居家安寧療護單位7家
合約醫院9家

北部地區
安寧病房8家
居家安寧療護單位11家
合約醫院21家

南部地區
安寧病房10家
居家安寧療護單位12家
合約醫院15家

東部地區
安寧病房2家
居家安寧療護單位5家
合約醫院6家

　　雖然台灣在安寧照護上有如此進步的發展，安寧居家護

[註34] 數據資料引自安寧照顧基金會。居家安寧療護單位指：「有些病患的狀況尚穩定，不需要住院，但仍需照料，此時即可由醫師評估，由護理人員（有時醫師、社工師隨行）定期至病患家中為病患服務。」合約醫院指：「有些醫院尚未成立安寧病房，但很認同安寧療護工作，因此與本會訂定合約，成立安寧小組，共同推動安寧療護。如果您的親朋需要安寧療護，可是居住的地區卻沒有安寧病房，這時您可以透過以下醫院的社會服務或相關部門，請她（他）們安排小組的人提供諮詢或會診，同樣可以接受服務。」

理也已經開始起步,然而,根據行政院衛生署統計,國內目前每年平均約有三萬人死於癌症,但每年接受安寧療護照護之病患人數卻只有三千至五千人,佔癌症死亡人口的十分之一,供需相差太大,突顯目前的安寧設施數的杯水車薪。尤其安寧療護納入全民健保後,很多民眾已經開始注意到自身的權益,主動為自己或為家屬要求住進安寧病房,未來隨著病患人權意識的提升,政府及有關單位如何因應如此的發展應該提早未雨綢繆。

第六章　結論

　　醫學科技進步，仰賴呼吸器及人工維生系統，或可使瀕死病患的生命延長，但是，單單生物性的活著，既無尊嚴也無品質，更談不上幸福追求與生命實踐。處於人權高漲的時代，我們不能忽略病患也是具有自主意識與能力的人，在其意識清醒、有能力判斷決定時，當然有權拒絕如此無意義的延命治療。即使病患陷入昏迷、意識不清，也應該有生前預囑的制度，讓病患在意識清醒時預立意願書或代理人，以行使自我決定的權利。中國人常說：「活要活得自在；死要死得其所」。想要「活得自在」就要尊重每個人的生活樣式。「死得其所」，事實上就是能夠如自己所願，選擇自己所要的死亡方式，因此，本論文主張人在生命末期時，有選擇拒絕延命治療，選擇「好死」的權利。

　　成功大學趙可式博士曾於南華大學演講中提到一次血淋淋的心肺復甦急救過程。她描述曾為一位肝癌末期的病患急救，由於法令規定，病患病危時，必須急救半小時，為了幫助腹部積水的病患抽掉腹水，趙可式博士必須在病患肚子上打洞。由於肝癌的病患凝血狀況差，血順著肚上小洞像小噴泉一樣噴出，急救三十分鐘後，病患依然回天乏術，宣告死亡。趙可式博士說，那場急救最後的畫面是血流了一床，病患肋骨因急救被壓斷，肝臟爛掉……。以上的形容就是末期病患死前所忍受的延命治療，當然，急救時可能全身赤裸，

談不上尊嚴[註1]。相信，沒有人會期待生命的結束像上述例子，
然而，在法令尚未對安樂死放寬的情形下，如何在生命尊嚴
與自我決定權間取得瀕死過程的生命品質，求得臨終的安
寧，本論文認為不妨好好認識「尋求善終」、「尊重病患自我
決定」的全人醫療模式－安寧療護。

行文至此，以下提出幾點看法作為本篇論文的總結：

一、提升病患人權知識、保障病患權益

本論文進行前，曾針對日台兩地進行有關病患人權的問
卷調查，從回收的問卷數據中，大概可以觀察出日本民眾對
病患人權知識了解的程度。在二百三十位受訪者中，百分之
八十七點四的民眾知道醫生有說明告知的義務，不知道者佔
百分之十一點三。知道醫師進行手術須得到病患同意者佔百
分之八十八點七，不知道者佔百分之十點八。知道手術成功
率亦屬醫生的說明義務者，比例佔百分之七十九點六，不知
道者佔百分之十九點六。由上述各項數據可以看出，日本大
多數民眾對病患人權具有基本的知識，但數據也呈現出仍有
民眾不知道病患應有的權利，因此，日本在民眾病患人權知
識的提升上，還需努力。目前，日本在病患人權的實踐成果
上，百分之六十六點一的民眾認為醫師看診時，大都有盡到
充分告知的義務，不過有百分之三十五點二的民眾認為，日
本的病患人權不受尊重，尤其百分之七十一點三的人認為病

[註1] 趙可式博士 1991 年 5 月 24 日南華大學演講內容。講題：「且讓
生死兩相安」。

患人權有城鄉差距，顯然日本政府必須努力改善此種城鄉差距的現象。我國與日本國情相近，雖然統計結果，兩國在病患人權上差異不大，但在安寧療護的認識上，台灣卻遠遠落後日本。在台灣，知道安寧療護的民眾不到百分之五十，日本方面則超過百分之六十，之間相差十個百分點，顯現台灣在安寧療護的推廣上尚待努力。日本人的平均壽命與健康壽命^{註2}屢創世界紀錄，WHO（世界衛生組織，World Health Organization，簡稱 WHO）認為，主要原因在於日本擁有良好的醫療照顧體系，且日本國民罹患心臟病及肺癌的比率比其他國家低。然而，事實上，平均壽命延長因素很多，包括飲

註2 人類活得長不見得活的健康，因此公元 2000 年 6 世界衛生組織（World Health Organization，簡稱 WHO）首次以嶄新方法，分析各國居民各種常見疾病和流行病的發病率、居民的生活習慣、社會暴力情況、飲食結構、吸煙及酗酒者占全國的人口比例、醫療衛生條件以及地理環境和氣候等，考慮各國民眾的普遍健康狀況，以及平均處於病弱殘障狀態有多少年，並將得出的統計數字，從總體人口平均預期壽命中扣除，計算出 DALE 指數，也就是該國民眾能享有的健康生活時光，稱為健康預期壽命。去評估該組織成員國中一百九十二個國家，在一九九九年出世的嬰兒能健康地活多少年。根據世界衛生組織研究人員計算統計結果，日本在 192 個成員國中，其零歲人口平均健康預期壽命（減去一生中罹患疾病的時間）為 74.5 歲排名第一位、澳洲 73.2 歲居次、法國 73.1 歲居第三位、瑞典 73.0 歲居第四位、西班牙 72.8 歲居第五位。研究人員發現日本人平均健康預期壽命排名躍居榜首，主要原因是日本有良好的醫療照顧體系，及該國國民罹患心臟病及肺癌比率相對較其他國家為低。資料來源：「世界衛生組織（WHO）發布健康壽命報告簡析」內政部統計處 89 年 11 月 28 日。

食習慣、衛生習慣、生活習慣等，雖與醫療照顧體系有關，但並非絕對，否則，日本民眾對自己國家的患者人權評價不會呈現許多的不滿。有關問卷部分的詳細數據，讀者可以參看論文後的附錄（一）至附錄（四）。

二、醫療資訊公開、醫病互信、配合立法保障病患人權

日本二〇〇一年四月時修訂了醫療法，規定病歷可以公開，以保障病患「知」的權利，然而，不少醫師擔心病歷一旦公開，恐怕引發不必要的醫療糾紛，且在病歷的書寫上，如何將醫師慣用的英文改以民眾看得懂的日文也有困擾，門診量少時，醫生還可配合；門診量多時，恐怕會有困難。另外，在日本，民眾只要有保險證，就可以選擇自己想要的醫生及醫院，表面上，病患有自由選擇的權利，但實際上，卻不一定知道該選擇哪家醫院的哪位醫生？因為，大部分醫院或醫療機關並未公開此類的資訊，即便透過關係介紹，找到有口碑的醫生，但醫生實際開刀的經驗有多少？開過什麼刀？民眾卻無法得知。在攸關醫療品質的醫院設備、工作人員配置方面，也無法在住院前了解[註3]。二〇〇〇年八月六日『每日新聞』曾發表日本胃癌學會的調查報告指出，日本全國的癌症中心或大學教學醫院共計十八個單位，近十年來治療胃癌患者的成績，生存率最大相差三成，但是為什麼會有三成的差別？不僅病患無法得到足夠的資訊，連醫院、醫生也無從得知。《日本經濟新聞》二〇〇一年秋天以日本全國

[註3] 天笠啓祐著，《医療と人権》，解放出版社，2000年，第88頁。

醫院為對象進行調查，有公開病歷的醫院比例佔所有醫院的百分之五十七，最大的原因在於無法治癒的疾病也會詳加記錄在病歷上，恐怕會對不想知道的患者產生困擾。二〇〇一年六月，東京都進行相關問題的民調，在能治癒的情況下，希望告知病情者佔百分之八十七；不能治癒的情況下，希望告知者佔百分之六十四。雖有部分醫院以輸入電腦查詢的操作方式來服務民眾，做到資訊公開，卻反而將民眾的隱私權曝光。以上都是日本目前的現況，日本政府及醫界對於病患「知」的權利部分似乎要重新檢視。日本醫療現場，部分醫生為了避免病歷成為醫療訴訟時的呈堂證據，因此，將病歷分為對內及對外兩種，萬一產生訴訟，對病患重要的資料將因為醫師的自保而被隱藏，不僅有損病患的權利，也讓醫師的倫理道德觀淪喪。日本議會民主黨厚生勞動大臣今井澄等議員，針對上述問題提出立法，強烈要求日本應該培育站在病患立場的醫生[註4]。本論文認為，唯有醫療資訊公開，醫病互信，才能提升病患的權益，而透過立法是最直接保障病患人權的做法。

三、尊重病患治療上的同意、拒絕及選擇的權利

　　處於現代社會的病患，必須學習如何提問，如何爭取參

[註4] 京都新聞 2004 年 4 月 5 日 News 標題「患者権利法の制定など提言」、「同友会、医療改革で報告書」網址：http://www.kyoto-np.co.jp/news/flash/2004apr/05/CN2004040501001673A2Z10.html

與醫療的權利，保障自己醫療上的自主權。醫療人員不能規避說明告知的義務，且要尊重病患對治療上的同意、拒絕與選擇。在尊重臨終病患自我意志與尊嚴的前提下，醫療人員不能任意安排病患的一切，要把病患看成是完整、具有自主意識與能力的人。在這種情形下，臨終病患不僅有權參與自己的醫療，更有權參與自己的死亡。例如，要不要繼續接受延命治療？還是改為接受緩和醫療？病患本身都具有絕對的決定權力。而病患面對瀕死時，也有主張拒絕延命治療的權利。在末期病患有需要時，醫療人員有義務將安寧療護介紹給病患參考，轉介末期病患至有安寧療護服務的醫院或診療機構，讓更多的末期病患有機會享受到較好的末期生命品質，而非主觀的加以反對。尤其部分權威醫生，錯誤的認為病患進安寧病房是在等死，無形中形成安寧療護發展的阻礙。若連醫生都持反對意見，病患信心受到影響，安寧的理念再好，也無法順利推廣[註5]。

日本「インフォームド・コンセント」的制度亦即「告知後同意」原則，並未真正確立，醫生的裁量權過大，使醫生和病患之間的立場無法對等。主要原因在於專門用語的說明、病患的理解力。因為，病患不同的理解力會產生不同的認知，而說明後，病患會不會產生過度的期待進而忽略風險的因素，也是需要考量的問題。其他諸如無行為能力的代理等，

[註5] 參閱王子哲《以安寧緩和醫療觀分析現代醫療的人文訴求》，台北醫學院醫學研究所碩士論文，2000年7月。25頁。

都使「告知後同意」原則在日本未能具體施行^{註6}。

　　日本東京都及大阪府於二〇〇一年時相繼發表了「患者
的權利章典」，且公告於都立、府立醫院。其用意不僅是希
望醫療現場能站在病患的立場進行醫療，也希望病患能清楚
了解身為人類本就應該有的權利。

　　二〇〇一年秋天，日本議會民主黨厚生勞動大臣今井澄
提出所謂「患者的權利法」為日本最初的患者權利法，但卻
面臨很大的挑戰。首先是世界上鮮少有綜合性的患者權利法
的制定。東京醫科齒科大學教授川淵孝一也曾舉出六種病患
的個別權利：（一）接受醫療的權利。（二）保障身體安全的
權利。（三）有自由選擇的權利。（四）取得資訊的權利。（五）
保守隱私的權利。（六）提出申訴的權利。在日本擁有悠久歷
史的「患者の權利法を考える会」則認為，以下幾點是作為
病患基本權的必要權利內容。（一）參與醫療的權利。（二）
知的權利與學習權。（三）接受最好醫療的權利。（四）接受
平等醫療的權利。（五）醫療上的自我決定權等五項權利。在
患者的權利系統方面，則提出：（一）權利的公開制度。（二）
患者的權利擁護委員會。（三）患者的權利審查會。日本「市
組織調查會」則是舉出下列三項作為醫療消費者的權利內
容：（一）自我決定權。（二）接受理解的說明的權利。（三）
資訊的自我掌控權等三項。如果醫師、病患、醫療機關三者
間，能夠一起擬定權利宣言是最理想的，至少各醫療機構能

---

^{註6} 參閱今井澄《理想の医療を語われますか》，東洋経済新報社，
　　2002 年，第 14-16 頁。

自主的在醫療機構的入口揭露自己的醫療理念或患者的權利章典提供大眾檢閱及病患了解[註7]。

日本「経済同友会」在二〇〇四年四月五日時，以「醫療先進國日本」為題，發表了醫療制度改革報告書，報告書有以下的建議：

（1）　加強醫療組織，制定向病患說明義務的「患者權利法」。

（2）　在患者權利法方面，應清楚記載患者擁有閱覽自己診療記錄的權利。

（3）　公開醫療組織過去的治癒率、生存率等診療成績，以促進醫院間良性的競爭。

（4）　設立解決醫療紛爭事件的第三者組織。

由於病患自我決定權並非日本憲法明文加以保障的人權，但卻是不可或缺的人權之一，在日本，有必要立法來保障病患人權的實踐，未來的立法或許會根據上述不同的主張及內容綜合性的加以考量，故而本論文提出上述資料，將日本現況及可能的立法方向提供給台灣的讀者參考。

四、將安寧療護的觀念帶入學校生命教育課程

人類可以透過學習獲得各種知識，充實自己的人生、實踐自己的理想，但是卻學不到人生必定到來的死亡課題。既然人類的死亡率百分之百，無人可以逃離，就應培養民眾正

[註7] 參閱今井澄，前揭書，第 109-110 頁。

確的死亡觀念，打破「只要多活一秒再痛苦也值得」的迷思，建立正確的生死觀，了解「緩解瀕死過程的痛苦」比「延長生命」更重要。所以本論文主張，應該在學生時代就培養出正確的生死觀念、將死亡教育納入學校教育課程。

　　台灣省政府教育廳曾於民國八十七年七月訂頒「台灣省國民中學推展生命教育實施計畫」第一階段計畫。九十至九十三年度現階段為「中程計畫」[註8]，生死尊嚴的議題雖被排定在各校的各種活動之中，例如，生命教育作文比賽、海報比賽、觀賞生命教育相關的錄影帶、閱讀相關書籍及刊物等，讓教師及學生了解生命的意義和價值，培養學生積極面對人生的態度，以使更加尊重自己及他人的生命。但是，據了解，大部分的學校升學主義掛帥，能否真正落實生命教育令人質疑，而學校重不重視、行政體系支不支援，亦是影響生命教育成效的最大主因。由於服務於中等教育，在重視學生的生活體驗與參與下，深覺融入生活、實際體驗，可能更有成效。筆者曾帶領學生參訪創世基金會植物人安養院，讓學生了解如何惜福、如何善待生命，珍惜生命，成效比看錄影帶、聽演講更好。如能在學校安排專題演講，邀請安寧療護的工作者分享安寧照護的經驗，實際安排參訪安寧機構，使學生了解死亡不是最後的悲劇，真正的悲劇是病患臨終前被冷落，失去精神支柱與愛的援助，相信必能減少社會上的亂象，營造溫馨、有人性的環境，而學生回到家裡更能成為種子，協助家長瞭解生命教育的重要，必要時也可以讓家長共同參與

[註8] 90 年 5 月教育部訂頒。

學校的活動、訪問及體驗。教師也必須積極參加校外相關的
生命教育研習，如能不分教師、家長、學生，大家更珍惜家
人，重視生命、熱愛生命，於生活中發揮潛能、豐富自我，
提升生命的意義，培養積極人生觀，讓自己活得更有價值，
生命教育才算真正成功的落實、建構在每個人的價值體系中。

五、培育專門人才，廣泛成立安寧療護機構，推廣居家安寧

當一般醫院忙著治癒病患的同時，末期病患也有專屬的
安寧病房接受妥善的「全人」照顧，此乃世界各國皆在致力
達成的目標。然而，自一九九〇年淡水馬偕紀念醫院成立台
灣第一所安寧療護教育示範中心開始，十多年來，含居家安
寧全台雖已有一一二個單位，但與每年三萬人次因癌症末期
死亡的病患數相比，實在杯水車薪。日本安寧設施在二〇〇
五年八月一日時，已達一百四十九個二八二四床，但是，日
本每年癌症死亡人數高達三十萬人，所以，設施不足的問題
也是日本所面臨的困擾。本論文認為「居家安寧療護」可以
解決安寧醫院不足的問題，值得用心規劃。「居家安寧療護」
指的是病人在渡過疾病急性期，病情穩定後返家療養，由安
寧醫療團隊（包含醫師、居家護理師、社工師等）到家訪視，
以全人、全家、全隊、全程的方式照護病患，專業協助病患
及家屬。「居家安寧療護」除了可以減少佔床的問題，還可以
減少病患家屬往返醫院照料所花費的時間、人力與精神，最
重要的還是可以讓病患在最熟悉的環境中、在家人的陪伴
下，尊嚴的、有品質的走完人生最後的旅程。

日本近年為了消減醫療上的支出、考量病患的經濟負

擔、改善癌症病患長期入院佔床的情況，近年來也倡導居家安寧療護。台灣此部分也已經開始運轉。本論文認為，只要能妥善規劃，配合醫療政策、保險制度，一定可以提升末期病患的生命品質。

安寧病房絕非等死牢籠，其提供的全方位照顧，反而守護病患橫渡死亡幽谷。據報載，一位肝癌末期的高中老師，在安寧團隊協助下，完成人生最後一場櫻花祭。在這場獨特的美術療法下，原本虛弱，對未來充滿恐懼的他，在一場賞櫻之旅中，體會生命，進而坦然面對死亡。該名老師，對於生命結束前，能夠進行一趟別具意義的櫻花之旅，回院後整日眉飛色舞，對安寧團隊的協助，心中無限感激[註9]。台大有位罹患橫紋肌惡性腫瘤的十歲小朋友，在安寧病房中表達希望能夠到新光三越頂樓看台北的景色，台大安寧緩和病房的團隊為了圓他的夢想，帶著他到新光三越，途中，小孩的瑪啡藥效減退，為了減少他的痛苦，醫護人員拿出準備好的瑪啡協助他減緩疼痛完成心願[註10]。台灣目前每年有三萬多名癌末病患，也有更多疾病末期病患，其中大多承受病痛的折磨與心靈的痛苦，因此，極需醫療單位及社會各界提供充分的照顧與支持。很慶幸台灣已於民國八十九年領先亞洲各國立法

[註9] 自由時報生活新聞，標題：「安寧病房的故事——落櫻繽紛陪他走最後一段」93年4月6日，第九頁。

[註10] 大紀元網路報導，標題：「安寧緩和醫療能協助末期病患善終」，7月31日。http://epochtimes.com/b5/3/7/31/n351416.htm

通過「安寧緩和醫療條例」[註11]，讓患者有拒絕延命治療的權利，享受尊嚴的末期醫療，如能多吸取他國的優點與經驗，加入本土習俗、文化，適時檢討不合宜的制度、法令，對於維護病患生命品質、保障所有末期病患的自主權上將有更大的貢獻。

　　由於本論文受限於時間、場地，所收集到的日本問卷未能達成一定的目標，因此，僅能對問卷結果做描述性的呈現。希望在碩士學位取得後，能繼續完成各項數據的交叉比對，有機會將透過投稿或其他方式繼續對病患人權的提升貢獻棉薄之力。

[註11] 安寧緩和醫療條例詳見附錄（七）。

附錄（一）日本患者人權問卷調查表

お願い：客観的なアンケート調査を通し、病人、患者の人権に対す
る考えや知識に関するデータを得、修士論文作成にあたつ
ての参考資料とさせていただきたく思います。回答は匿名
で結構です。よろしくお願いいたします。

1、　回答者の地域：例えば：東京（＿＿＿＿＿＿）性別：□女　　□男

2、　年齢：□ 20 歳以下 □20-30 歳 □31-40 歳 □41-50 歳 □51-60
歳　□61 歳-70 歳□71 歳以上

3、　学歴：□無　□小学 □中学　□高校 □専門学校 □大学 □修
士　□博士

4、　職業：□医者　□看護士　□司法関係者 □弁護士 □学者研究
者　□公務員　□会社社員　□専門技術者□教師　□学生
□主婦　□自営業　□商工サービス業　□自由業　□無職
□その他：＿＿＿＿＿＿＿

5、　よくかかる診療科目は：□内科　□外科　□眼科　□耳鼻咽喉
科　□歯科　□リハビリ科　□皮膚科　□小児科　□婦人科
□精神科　□整形外科　□泌尿器科　□血液腫瘍科　□家庭
医学科　□その他：＿＿＿＿＿＿＿＿科

6、　医者には患者に対して、説明と告知の義務があるということを
ご存知ですか。(ｲﾝﾌｫｰﾑﾄﾞ ｺﾝｾﾝﾄ)□知っている □知らない　□
初めて聞いた　□その他：＿＿＿＿＿＿＿

7、　あなたご自身の病気、あるいはご家族の看病の際に、医者から
病情及び治療方法について充分な説明を受けましたか。□充分

受けた　□大体　□あまり受けたことがない　□ぜんぜんない。

8、　患者の同意を得ずに手術を行うことは違法である、ということをご存知ですか。□知っている　□知らない　□初めて聞いた　□その他：

9、　手術の成功率、副作用に関する説明をすることが医者の義務であり、それを聞くことは患者の権利でもあるということをご存知ですか。□知っている　□知らない　□初めて聞いた　□その他：＿＿＿＿＿＿＿＿

10、日本では、患者の人権が充分に尊重されていると思いますか。□非常に尊重されている　□尊重されている　□まあまあ　□あまり尊重されていない　□全く尊重されていない

11、ホスピス、緩和ケアについてご存知ですか。□知っている　□知らない　□初めて聞いた　□その他：＿＿＿＿＿＿＿＿

12、終末期に緩和医療、ケアを受けたいと思いますか。　□はい　□いいえ

13、あなたがもし癌になったとき、医者に告知してもらいたいと思いますか。　□強く希望する　□希望する　□希望しない　□全く希望しない

14、終末期に、患者には延命治療を拒否する権利がある、と思いますか。　□とても思う　□思う　□まあまあ思う　□思わない　□全く思わない　□よくわからない

15、患者は終末期に、死を選ぶ権利があると思いますか。□とても思う　□思う　□まあまあ思う　□思わない　□全く思わない　□よくわからない

16、安楽死をどう思いますか。　□非常に賛成　□賛成　□まあまあ
賛成　□反対　□全く賛成できない

17、日本の医療機関で、患者が尊重されているのはどんな病院だと
思いますか。　□公立病院　□私立病院　□財団法人病院　□
大学病院　□個人の診療所　□　変わらない

18、日本では、患者の人権に地域差（例：都会といなか）があると
思いますか。　□はい　□いいえ

19、医者と患者の関係は、一種の信任委託関係だと思いますか。そ
れとも契約関係だと思いますか。□信任委託関係　□契約関係

附錄（二）日本患者人權問卷調查統計結果

調查日期：2003 年 9 月 15 日至 11 月 15 日
調查對象：日本十八歲以上國民共計 230 人

【受訪者居住地區】

受訪者地區分布

		次數	百分比	有效百分比	累積百分比
有效的	千葉縣	15	6.5	6.5	6.5
	大阪府	122	53.0	53.0	59.6
	三重縣	1	.4	.4	60.0
	北海道	5	2.2	2.2	62.2
	岐阜縣	3	1.3	1.3	63.5
	京都府	8	3.5	3.5	67.0
	奈良縣	1	.4	.4	67.4
	東京都	15	6.5	6.5	73.9
	愛知縣	32	13.9	13.9	87.8
	廣島縣	1	.4	.4	88.3
	神奈川縣	20	8.7	8.7	97.0
	埼玉縣	7	3.0	3.0	100.0
	總和	230	100.0	100.0	

受訪者地區分布

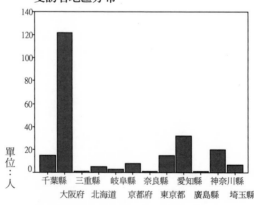

【Q1】

受訪者之性別

		次數	百分比	有效百分比	累積百分比
有效的	男生	93	40.4	40.4	40.4
	女生	137	59.6	59.6	100.0
	總和	230	100.0	100.0	

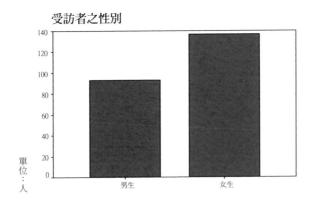

受訪者之性別

【Q2】

受訪者之年齡

		次數	百分比	有效百分比	累積百分比
有效的	20歲以下	1	.4	.4	.4
	20-29歲	48	20.9	20.9	21.3
	30-39歲	66	28.7	28.7	50.0
	40-49歲	26	11.3	11.3	61.3
	50-59歲	50	21.7	21.7	83.0
	60-69歲	32	13.9	13.9	97.0
	70歲以上(含70歲	7	3.0	3.0	100.0
	總和	230	100.0	100.0	

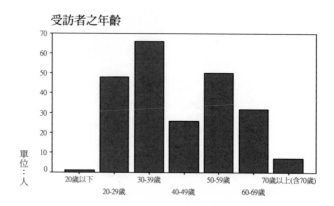

受訪者之年齡

【Q3】

受訪者之教育程度

		次數	百分比	有效百分比	累積百分比
有效的	國中以下	1	.4	.4	.4
	國中	2	.9	.9	1.3
	高中	74	32.2	32.7	34.1
	專門學校	38	16.5	16.8	50.9
	大學	101	43.9	44.7	95.6
	碩士	8	3.5	3.5	99.1
	博士	2	.9	.9	100.0
	總和	226	98.3	100.0	
遺漏值	未作答	4	1.7		
總和		230	100.0		

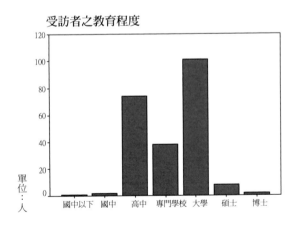

受訪者之教育程度

【Q4】

受訪者之職業別

		次數	百分比	有效百分比	累積百分比
有效的	上班族	88	38.3	38.9	38.9
	公務人員	2	.9	.9	39.8
	技術員	12	5.2	5.3	45.1
	家庭主婦	58	25.2	25.7	70.8
	教師	14	6.1	6.2	77.0
	護理人員	1	.4	.4	77.4
	學生	10	4.3	4.4	81.9
	自由業	3	1.3	1.3	83.2
	自營商	8	3.5	3.5	86.7
	已退休	11	4.8	4.9	91.6
	打工	4	1.7	1.8	93.4
	無業	3	1.3	1.3	94.7
	其他	12	5.2	5.3	100.0
	總和	226	98.3	100.0	
遺漏值	未作答	4	1.7		
總和		230	100.0		

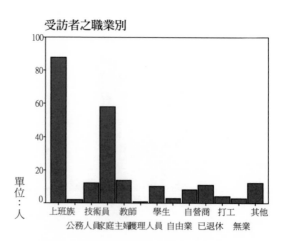

受訪者之職業別

【Q5】

受訪者常看診別

		次數	百分比	有效百分比	累積百分比
有效的	內科	116	50.4	54.7	54.7
	牙科	52	22.6	24.5	79.2
	外科	3	1.3	1.4	80.7
	皮膚科	1	.4	.5	81.1
	眼科	5	2.2	2.4	83.5
	復健科	13	5.7	6.1	89.6
	泌尿科	1	.4	.5	90.1
	家醫科	1	.4	.5	90.6
	耳鼻喉科	12	5.2	5.7	96.2
	婦產科	8	3.5	3.8	100.0
	總和	212	92.2	100.0	
遺漏值	未作答	18	7.8		
總和		230	100.0		

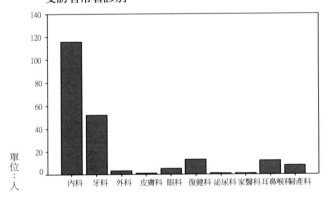

受訪者常看診別

【Q6】

您知道醫病關係中，醫生有說明告知的義務嗎？

		次數	百分比	有效百分比	累積百分比
有效的	知道	201	87.4	88.5	88.5
	不知道	18	7.8	7.9	96.5
	初次聽到	8	3.5	3.5	100.0
	總和	227	98.7	100.0	
遺漏值	未作答	3	1.3		
總和		230	100.0		

您知道醫病關係中，

醫生有說明告知的義務嗎？

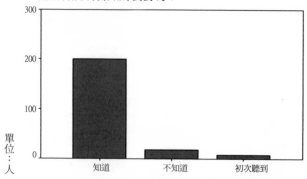

【Q7】

在您或您家人看病的經驗中，您覺得看診醫生都有針對病情及治療方式做充分的說明嗎？

		次數	百分比	有效百分比	累積百分比
有效的	都有	55	23.9	24.0	24.0
	大都有	152	66.1	66.4	90.4
	不太有	20	8.7	8.7	99.1
	都沒有	1	.4	.4	99.6
	不知道	1	.4	.4	100.0
	總和	229	99.6	100.0	
遺漏值	未作答	1	.4		
總和		230	100.0		

在您或您家人看病的經驗中，您覺得看診醫生都有針對病情及治療方式做充分的說明嗎？

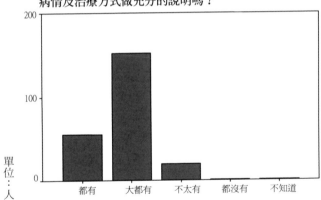

【Q8】

您知道未得患者承諾而進行手術是違法的嗎？

		次數	百分比	有效百分比	累積百分比
有效的	知道	204	88.7	89.1	89.1
	不知道	18	7.8	7.9	96.9
	初次聽到	7	3.0	3.1	100.0
	總和	229	99.6	100.0	
遺漏值	未作答	1	.4		
總和		230	100.0		

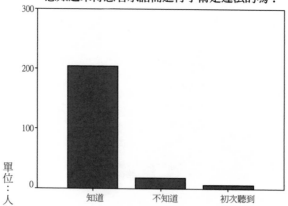

您知道未得患者承諾而進行手術是違法的嗎？

單位：人

【Q9】

您知道說明手術成功率、副作用後才能進行手術，是醫生的義務，
也是病人的權利嗎？

		次數	百分比	有效百分比	累積百分比
有效的	知道	183	79.6	80.3	80.3
	不知道	32	13.9	14.0	94.3
	初次聽到	13	5.7	5.7	100.0
	總和	228	99.1	100.0	
遺漏值	未作答	2	.9		
總和		230	100.0		

您知道說明手術成功率、副作用後才能進行手
術，是醫生的義務，也是病人的權利嗎？

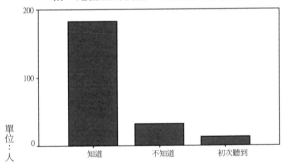

安寧療護之探討

【Q10】

您覺得日本病人的人權受到尊重嗎？

		次數	百分比	有效百分比	累積百分比
有效的	極尊重	1	.4	.4	.4
	尊重	35	15.2	15.4	15.9
	尚可	110	47.8	48.5	64.3
	不太尊重	72	31.3	31.7	96.0
	極不尊重	9	3.9	4.0	100.0
	總和	227	98.7	100.0	
遺漏值	未作答	3	1.3		
總和		230	100.0		

您覺得日本病人的人權受到尊重嗎？

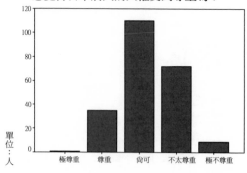

單位：人

190

【Q11】

您知道安寧緩和醫療嗎？

		次數	百分比	有效百分比	累積百分比
有效的	知道	143	62.2	63.6	63.6
	不知道	65	28.3	28.9	92.4
	初次聽說	17	7.4	7.6	100.0
	總和	225	97.8	100.0	
遺漏值	未作答	5	2.2		
總和		230	100.0		

您知道安寧緩和醫療嗎？

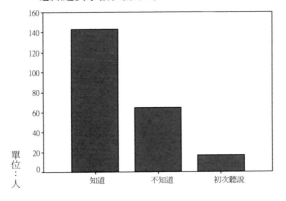

【Q12】

若您知道安寧緩和醫療，當您生命末期時，會接受安寧緩和醫療嗎？

		次數	百分比	有效百分比	累積百分比
有效的	會	165	71.7	75.0	75.0
	大概會	1	.4	.5	75.5
	不會	53	23.0	24.1	99.5
	不知道	1	.4	.5	100.0
	總和	220	95.7	100.0	
遺漏值	未作答	10	4.3		
總和		230	100.0		

若您知道安寧緩和醫療，當您生命末期時，會接受
安寧緩和醫療嗎？

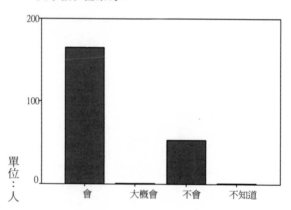

192

【Q13】

假設您得到癌症，您會希望醫師告知您本人嗎？

		次數	百分比	有效百分比	累積百分比
有效的	非常希望	60	26.1	26.4	26.4
	希望	140	60.9	61.7	88.1
	不希望	25	10.9	11.0	99.1
	極不希望	2	.9	.9	100.0
	總和	227	98.7	100.0	
遺漏值	未作答	3	1.3		
總和		230	100.0		

假設您得到癌症，您會希望醫師告知您本人嗎？

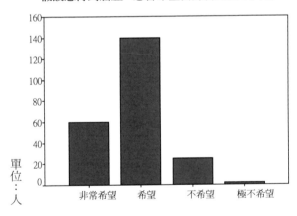

【Q14】

您同意患者在生命末期時，有選擇拒絕延命治療的權利嗎？

		次數	百分比	有效百分比	累積百分比
有效的	非常同意	45	19.6	19.7	19.7
	同意	133	57.8	58.1	77.7
	尚可同意	31	13.5	13.5	91.3
	不同意	4	1.7	1.7	93.0
	不清楚	16	7.0	7.0	100.0
	總和	229	99.6	100.0	
遺漏值	未作答	1	.4		
總和		230	100.0		

您同意患者在生命末期時，有選擇拒絕延命治療的權利嗎？

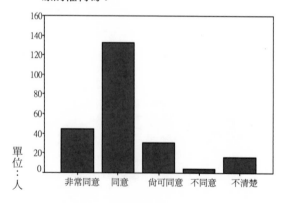

單位：人

【Q15】

您同意患者在生命末期時，有選擇死亡的權利嗎？

		次數	百分比	有效百分比	累積百分比
有效的	非常同意	37	16.1	16.2	16.2
	同意	118	51.3	51.5	67.7
	尚可同意	35	15.2	15.3	83.0
	極不同意	2	.9	.9	83.8
	不同意	12	5.2	5.2	89.1
	不清楚	25	10.9	10.9	100.0
	總和	229	99.6	100.0	
遺漏值	未作答	1	.4		
總和		230	100.0		

您同意患者在生命末期時，有選擇死亡的權利嗎？

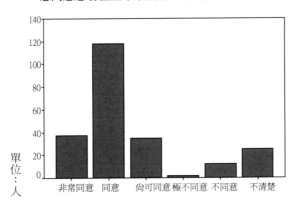

195

【Q16】

您贊成安樂死嗎？

		次數	百分比	有效百分比	累積百分比
有效的	非常贊成	21	9.1	9.5	9.5
	贊成	70	30.4	31.7	41.2
	尚可贊成	97	42.2	43.9	85.1
	極不贊成	4	1.7	1.8	86.9
	不贊成	28	12.2	12.7	99.5
	不知道	1	.4	.5	100.0
	總和	221	96.1	100.0	
遺漏值	未作答	9	3.9		
總和		230	100.0		

您贊成安樂死嗎？

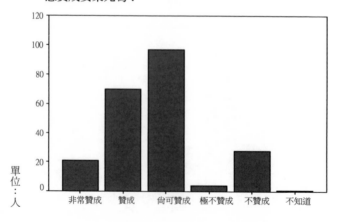

單位：人

【Q17】

您覺得那種醫療單位的醫生較尊重病人？

		次數	百分比	有效百分比	累積百分比
有效的	公立醫院	22	9.6	10.8	10.8
	教學醫院	18	7.8	8.9	19.7
	財團法人	5	2.2	2.5	22.2
	私立醫院	2	.9	1.0	23.2
	私人診所	60	26.1	29.6	52.7
	沒有差別	96	41.7	47.3	100.0
	總和	203	88.3	100.0	
遺漏值	未作答	27	11.7		
總和		230	100.0		

您覺得那種醫療單位的醫生較尊重病人？

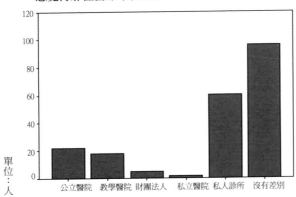

【Q18】

您覺得日本的城鄉之間，病人人權有差別嗎？

		次數	百分比	有效百分比	累積百分比
有效的	有差別	164	71.3	75.6	75.6
	沒差別	51	22.2	23.5	99.1
	不知道	2	.9	.9	100.0
	總和	217	94.3	100.0	
遺漏值	未作答	13	5.7		
總和		230	100.0		

您覺得日本的城鄉之間，病人人權有差別嗎？

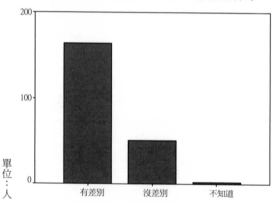

198

【Q19】

您覺得醫病關係中，醫生與患者之間是一種信任委託關係、還是契約關係、或是一種恩惠？

		次數	百分比	有效百分比	累積百分比
有效的	信任委託	155	67.4	70.1	70.1
	契約關係	61	26.5	27.6	97.7
	恩惠	5	2.2	2.3	100.0
	總和	221	96.1	100.0	
遺漏值	未作答	9	3.9		
總和		230	100.0		

您覺得醫病關係中，醫生與患者之間是一種信任委託關係、還是契約關係、或是一種恩惠？

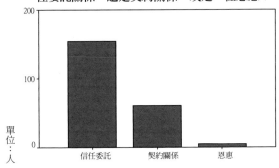

單位：人

附錄（三）台灣患者人權問卷調查表

說明：希望透過客觀的問卷調查瞭解大多數人對病人人權的知識及
看法，作為碩士論文撰寫時論證的參考。

本問卷以不具名之方式填寫。感謝您的支持與合作。您的居住
地區：【　　　　　】

1、 性別：□女性 □男性。

2、 年齡：□ 20 歲以下 □20-29 歲 □30-39 歲 □40-49 歲 □50-59
歲 □60 歲-69 歲 □70 歲以上

3、 教育程度：□國中以下 　□國中 　□高中（職） □專科 □大學
□碩士 　□博士

4、 您的身分是：

□醫生 　□護士 　□司法人員 □律師 □民意代表 □專家學者
□公職人員 　□一般上班族 　□自營商 □服務業 □家庭主婦
□教師 □學生 　□自由業 □其他請寫：　　　　　　　　

5、 您最常看的診別為：

□內科 　□外科 　□眼科 　□耳鼻喉科 　□牙科 　□復健科
□皮膚科 　□小兒科 　□婦產科 　□精神科 　□骨科 　□必尿
科 　□血液腫瘤科 □家庭醫學科 　□其他：　　　　　　　科

6、 您知道醫病關係中，醫師有說明告知的義務嗎？
□知道 □不知道 □第一次聽說

7、 在您或您家人看病的經驗中，您覺得看診的醫生都有針對病情及
治療方式做充分的說明嗎？□都有 　□大都有 　□很少有 　□
都沒有

8、 您知道未得患者承諾而進行手術是違法的嗎？ 　□知道 　□不

知道　□第一次聽說

9、　您知道說明手術成功率、副作用後才能進行手術是醫生的義務也是病人的權利嗎？　□知道 □不知道 □第一次聽說

10、您覺得台灣病人的人權受到尊重嗎？□非常同意 □同意 □尚可 □不同意 □非常不同意。

11、您知道安寧緩和醫療嗎？　□知道 □不知道 □第一次聽說

12、若您知道安寧緩和醫療，當您於生命末期時，您會接受安寧緩和醫療嗎？　□會 □不會

13、假設您得到癌症，您會希望醫師告知您本人嗎？　□非常希望 □希望　□不希望　□非常不希望

14、您同意患者在生命末期時，有選擇拒絕延命治療的權利嗎？
□非常同意 □同意 □尚可同意 □不同意 □非常不同意

15、您同意患者在生命末期時，有選擇死的權利嗎？　□非常同意 □同意 □尚可同意 □不同意 □非常不同意

16、您贊成安樂死嗎？　□非常贊成 □贊成 □尚可 □不贊成 □非常不贊成。

17、您覺得在台灣哪種醫療單位的醫生較尊重病人？□公立醫院 □私立醫院　□財團法人醫院　□教學醫院 □私人診所 □沒有差別

18、您覺得在台灣的城鄉之間，病人人權有差別嗎？　□有　□沒有

19、您覺得醫病關係中，醫生與患者之間是一種信任委託關係？還是契約關係？或是一種恩惠關係？
□信任委託關係 □契約關係 □恩惠關係

20、您覺得健保ＩＣ卡的制度是否侵犯了患者的隱私權？
□是 □否

附錄（四）台灣患者人權問卷調查統計結果

調查日期：2003 年 9 月 15 日至 11 月 15 日
調查對象：台灣十八歲以上國民共計 650 人

【受訪者居住地區】

問卷受訪者之地區

		次數	百分比	有效百分比	累積百分比
有效的	北部地區	580	89.2	89.2	89.2
	中部地區	48	7.4	7.4	96.6
	東部地區	4	.6	.6	97.2
	南部地區	17	2.6	2.6	99.8
	外島地區	1	.2	.2	100.0
	總和	650	100.0	100.0	

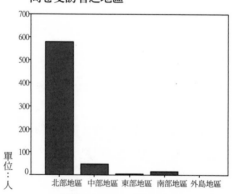

問卷受訪者之地區

【Q1】

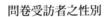

問卷受訪者之性別

		次數	百分比	有效百分比	累積百分比
有效的	女	229	35.2	35.2	35.2
	男	421	64.8	64.8	100.0
	總和	650	100.0	100.0	

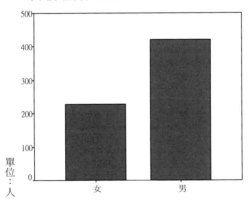

問卷受訪者之性別

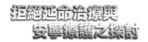

【Q2】

受訪者之年齡

		次數	百分比	有效百分比	累積百分比
有效的	18-19歲	194	29.8	30.0	30.0
	20-29歲	165	25.4	25.5	55.6
	30-39歲	126	19.4	19.5	75.1
	40-49歲	104	16.0	16.1	91.2
	50-59歲	44	6.8	6.8	98.0
	60-69歲	7	1.1	1.1	99.1
	70歲以上含70歲	6	.9	.9	100.0
	總和	646	99.4	100.0	
遺漏值	未作答	4	.6		
總和		650	100.0		

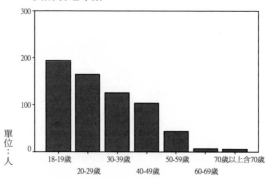

受訪者之年齡

【Q3】

受訪者之教育程度

		次數	百分比	有效百分比	累積百分比
有效的	國中以下	20	3.1	3.1	3.1
	國中	52	8.0	8.1	11.3
	高中職	203	31.2	31.8	43.0
	專科	167	25.7	26.1	69.2
	大學	150	23.1	23.5	92.6
	碩士	45	6.9	7.0	99.7
	博士	2	.3	.3	100.0
	總和	639	98.3	100.0	
遺漏值	未作答	11	1.7		
總和		650	100.0		

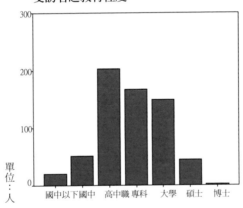

受訪者之教育程度

【Q4】

受訪者之職業

		次數	百分比	有效百分比	累積百分比
有效的	上班族	189	29.1	29.1	29.1
	公務人員	14	2.2	2.2	31.3
	家庭主婦	34	5.2	5.2	36.5
	教師	18	2.8	2.8	39.3
	學生	235	36.2	36.2	75.5
	服務業	65	10.0	10.0	85.5
	自由業	29	4.5	4.5	90.0
	自營商	20	3.1	3.1	93.1
	醫生	6	.9	.9	94.0
	護理人員	12	1.8	1.8	95.8
	民意代表	1	.2	.2	96.0
	專家學者	2	.3	.3	96.3
	已退休	3	.5	.5	96.8
	工	8	1.2	1.2	98.0
	司法人員	1	.2	.2	98.2
	其他	12	1.8	1.8	100.0
	總和	649	99.8	100.0	
遺漏值	未作答	1	.2		
總和		650	100.0		

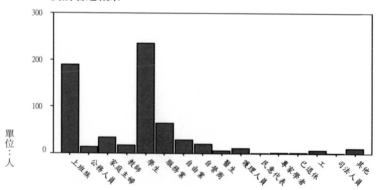

受訪者之職業

單位：人

【Q5】

受訪者常看診別

		次數	百分比	有效百分比	累積百分比
有效的	內科	190	29.2	29.4	29.4
	外科	20	3.1	3.1	32.5
	牙科	76	11.7	11.8	44.3
	皮膚科	36	5.5	5.6	49.8
	眼科	23	3.5	3.6	53.4
	小兒科	15	2.3	2.3	55.7
	復健科	6	.9	.9	56.7
	泌尿科	5	.8	.8	57.4
	耳鼻喉科	174	26.8	26.9	84.4
	家醫科	36	5.5	5.6	89.9
	婦產科	23	3.5	3.6	93.5
	骨科	13	2.0	2.0	95.5
	神經科	3	.5	.5	96.0
	精神科	3	.5	.5	96.4
	腫瘤科	2	.3	.3	96.7
	新陳代謝	1	.2	.2	96.9
	其他	20	3.1	3.1	100.0
	總和	646	99.4	100.0	
遺漏值	未作答	4	.6		
總和		650	100.0		

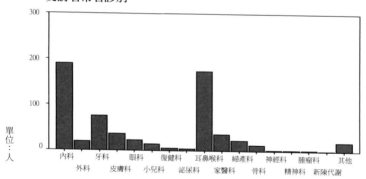

受訪者常看診別

207

【Q6】

您知道醫病關係中，醫生有說明告知的義務嗎？

		次數	百分比	有效百分比	累積百分比
有效的	知道	528	81.2	82.9	82.9
	不知道	88	13.5	13.8	96.7
	初次聽到	21	3.2	3.3	100.0
	總和	637	98.0	100.0	
遺漏值	未作答	13	2.0		
總和		650	100.0		

您知道醫病關係中，
醫生有說明告知的義務嗎？

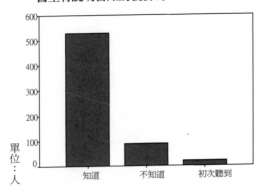

單位：人

【Q7】

在您或您家人看病的經驗中，您覺得看診醫生
都有針對病情及治療方式做充分的說明嗎？

		次數	百分比	有效百分比	累積百分比
有效的	都有	98	15.1	15.1	15.1
	大都有	301	46.3	46.4	61.5
	很少有	236	36.3	36.4	97.8
	都沒有	14	2.2	2.2	100.0
	總和	649	99.8	100.0	
遺漏值	未作答	1	.2		
總和		650	100.0		

在您或您家人看病的經驗中，您覺得看診醫生
都有針對病情及治療方式做充分的說明嗎？

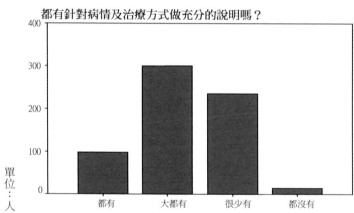

【Q8】

您知道未得病患承諾而進行手術是違法的嗎？

		次數	百分比	有效百分比	累積百分比
有效的	知道	561	86.3	87.2	87.2
	不知道	67	10.3	10.4	97.7
	初次聽到	15	2.3	2.3	100.0
	總和	643	98.9	100.0	
遺漏值	未作答	7	1.1		
總和		650	100.0		

您知道未得病患承諾而進行手術是違法的嗎？

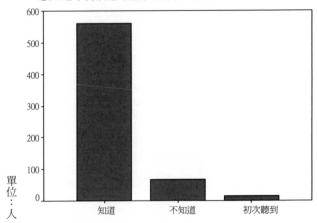

【Q9】

您知道說明手術成功率、副作用後才能進行手術，
是醫生的義務，也是病患的權利嗎？

		次數	百分比	有效百分比	累積百分比
有效的	知道	529	81.4	82.9	82.9
	不知道	80	12.3	12.5	95.5
	初次聽到	29	4.5	4.5	100.0
	總和	638	98.2	100.0	
遺漏值	未作答	12	1.8		
總和		650	100.0		

您知道說明手術成功率、副作用後才能進行手術，

是醫生的義務，也是病患的權利嗎？

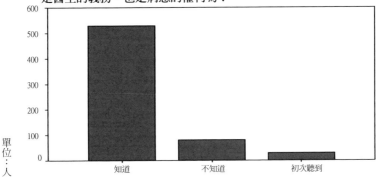

單位：人

【Q10】

您覺得台灣病患的人權受到尊重嗎？

		次數	百分比	有效百分比	累積百分比
有效的	非常同意	64	9.8	9.9	9.9
	同意	119	18.3	18.4	28.3
	尚可同意	310	47.7	48.0	76.3
	不同意	121	18.6	18.7	95.0
	非常不同意	32	4.9	5.0	100.0
	總和	646	99.4	100.0	
遺漏值	未作答	4	.6		
總和		650	100.0		

您覺得台灣病患的人權受到尊重嗎？

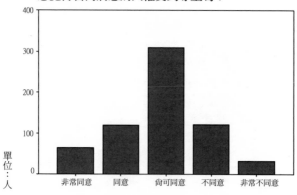

單位：人

【Q11】

您知道安寧緩和醫療嗎？

		次數	百分比	有效百分比	累積百分比
有效的	知道	313	48.2	49.4	49.4
	不知道	244	37.5	38.5	87.9
	初次聽到	77	11.8	12.1	100.0
	總和	634	97.5	100.0	
遺漏值	未作答	16	2.5		
總和		650	100.0		

您知道安寧緩和醫療嗎？

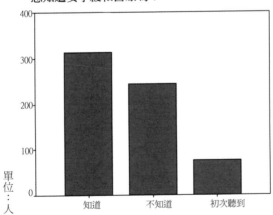

單位：人

【Q12】

若您知道安寧緩和醫療，當您生命末期時，會接受安寧緩和醫療嗎？

		次數	百分比	有效百分比	累積百分比
有效的	會	484	74.5	78.6	78.6
	不會	132	20.3	21.4	100.0
	總和	616	94.8	100.0	
遺漏值	未作答	34	5.2		
總和		650	100.0		

若您知道安寧緩和醫療，當您生命末期時，

會接受安寧緩和醫療嗎？

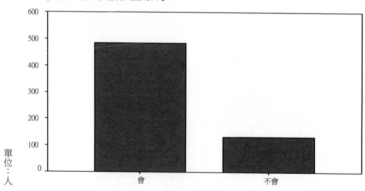

單位：人

【Q13】

假設您得到癌症，您會希望醫師告知您本人嗎？

		次數	百分比	有效百分比	累積百分比
有效的	非常希望	325	50.0	50.5	50.5
	希望	294	45.2	45.7	96.1
	不希望	20	3.1	3.1	99.2
	非常不希望	5	.8	.8	100.0
	總和	644	99.1	100.0	
遺漏值	未作答	6	.9		
總和		650	100.0		

假設您得到癌症，您會希望醫師告知您本人嗎？

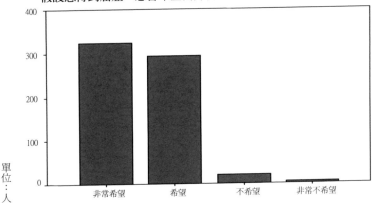

【Q14】

您同意患者在生命末期時，有選擇拒絕延命治療的權利嗎？

		次數	百分比	有效百分比	累積百分比
有效的	非常同意	206	31.7	33.0	33.0
	同意	318	48.9	51.0	84.0
	尚可同意	66	10.2	10.6	94.6
	不同意	28	4.3	4.5	99.0
	非常不同意	6	.9	1.0	100.0
	總和	624	96.0	100.0	
遺漏值	未作答	26	4.0		
總和		650	100.0		

您同意患者在生命末期時，

有選擇拒絕延命治療的權利嗎？

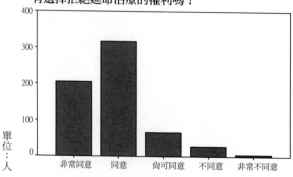

【Q15】

您同意病患在生命末期時，有選擇死亡的權利嗎？

		次數	百分比	有效百分比	累積百分比
有效的	非常同意	217	33.4	34.8	34.8
	同意	285	43.8	45.7	80.4
	尚可同意	88	13.5	14.1	94.6
	不同意	30	4.6	4.8	99.4
	非常不同意	4	.6	.6	100.0
	總和	624	96.0	100.0	
遺漏值	未作答	26	4.0		
總和		650	100.0		

您同意病患在生命末期時，有選擇死亡的權利嗎？

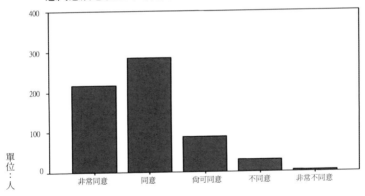

【Q16】

您贊成安樂死嗎？

		次數	百分比	有效百分比	累積百分比
有效的	非常贊成	206	31.7	32.2	32.2
	贊成	251	38.6	39.3	71.5
	尚可贊成	136	20.9	21.3	92.8
	不贊成	36	5.5	5.6	98.4
	非常不贊成	10	1.5	1.6	100.0
	總和	639	98.3	100.0	
遺漏值	未作答	11	1.7		
總和		650	100.0		

您贊成安樂死嗎？

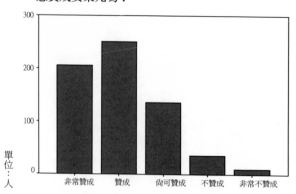

單位：人

【Q17】

您覺得那種醫療單位的醫生較尊重病患？

		次數	百分比	有效百分比	累積百分比
有效的	公立醫院	60	9.2	9.4	9.4
	私立醫院	93	14.3	14.6	24.0
	財團法人醫院	74	11.4	11.6	35.6
	私立醫院	35	5.4	5.5	41.1
	私人診所	77	11.8	12.1	53.1
	沒有差別	299	46.0	46.9	100.0
	總和	638	98.2	100.0	
遺漏值	未作答	12	1.8		
總和		650	100.0		

您覺得那種醫療單位的醫生較尊重病患？

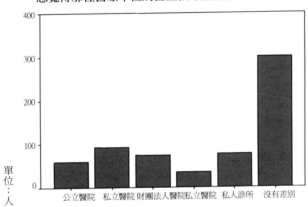

【Q18】

您覺得台灣的城鄉之間，病患人權有差別嗎？

		次數	百分比	有效百分比	累積百分比
有效的	有	487	74.9	76.5	76.5
	沒有	150	23.1	23.5	100.0
	總和	637	98.0	100.0	
遺漏值	未作答	13	2.0		
總和		650	100.0		

您覺得台灣的城鄉之間，病患人權有差別嗎？

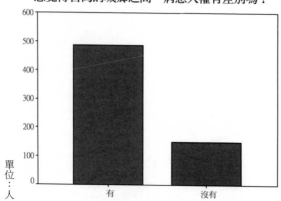

單位：人

【Q19】

您覺得醫病關係中，醫生與患者之間的關係是一種

信任委託關係、契約關係?還是恩惠關係？

		次數	百分比	有效百分比	累積百分比
有效的	信任委託關係	524	80.6	80.7	80.7
	契約關係	109	16.8	16.8	97.5
	恩惠	16	2.5	2.5	100.0
	總和	649	99.8	100.0	
遺漏值	未作答	1	.2		
總和		650	100.0		

您覺得醫病關係中，醫生與患者之間的關係是一種

信任委託關係、契約關係?還是恩惠關係？

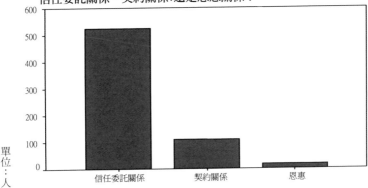

單位：人

221

【Q20】

您覺得健保 IC 卡的制度是否侵犯了患者的隱私權？

		次數	百分比	有效百分比	累積百分比
有效的	是	326	50.2	51.0	51.0
	否	313	48.2	49.0	100.0
	總和	639	98.3	100.0	
遺漏值	未作答	11	1.7		
總和		650	100.0		

您覺得健保 IC 卡的制度是否侵犯了患者的隱私權？

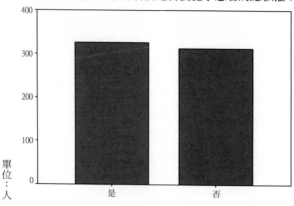

附錄（五）日本安寧設施資源一覽表
（至 2005 年 8 月 1 日止）

資料來源：日本全國安寧緩和照護協會

網址：http://www.angel.ne.jp/~jahpcu/

A會員

編號	施設名稱	住所・電話番号・FAX	病床数／総病床数 承認・届出受理年月日
1	医療法人東札幌病院	〒003-8585 北海道札幌市白石区東札幌 3 条 3-7-35 TEL 011-812-2311　FAX 011-823-9552	28 床／243 床 1993. 9. 1
2	医療法人恵佑会札幌病院	〒003-0027 北海道札幌市白石区本通 14 丁目北 1-1 TEL 011-863-2101　FAX 011-864-1032	24 床／272 床 2000. 2. 1
3	医療法人潤和会札幌ひばりが丘病院	〒004-0053 北海道札幌市厚別区厚別中央 3 条 2-12-1 TEL 011-894-7070　FAX 011-894-7657	18 床／176 床 1999. 5. 1
4	札幌医療生活協同組合札幌南青洲病院	〒004-0801 北海道札幌市清田区里塚一条 2 丁目 20-1 TEL 011-883-0602　FAX 011-883-0642	16 床／88 床 2004. 1.15
5	医療法人社団 カレスアライアンス日鋼記念病院	〒051-8501　北海道室蘭市新富町 1-5-13 TEL　0143-24-1331　FAX0143-22-5296	22 床／521 床 2002. 1. 4
6	医療法人 敬仁会函館おしま病院	〒040-0021 北海道函館市的場町 19 番 6 号 TEL 0138-56-2308　FAX 0138-56-2316	20 床／56 床 2004. 5. 6
7	医療法人聖仁会森病院	〒041-0801 北海道函館市桔梗町 557 TEL 0138-47-2222　FAX 0138-47-2200	37 床／114 床 2001. 9. 1
8	医療法人洞仁会洞爺温泉病院	〒049-5892 北海道虻田郡洞爺村字洞爺町 54-41 TEL 0142-87-2311　FAX 0142-87-2260	18 床／216 床 2004. 6.15

9	医療法人財団敬和会 時計台病院	〒060-0031 北海道札幌市中央区北1条東 1丁目 TEL 011-251-1221　FAX 011-231-5433	9床／215床 2003.10.15
10	社団法人慈恵会青森 慈恵会病院	〒038-0021 青森県青森市大字安田字近野 146-1 TEL 0177-82-1201　FAX 0177-66-7860	18床／250床 2000.6.1
11	国立大学法人東北大学 医学部付属病院緩和ケ アセンター	〒980-8574 宮城県仙台市青葉区星陵町 1-1 TEL 022-717-7986 FAX 022-717-7989	22床／1296床 2000.11.15
12	宮城県立がんセ ンター	〒981-1293 宮城県名取市愛島塩手字野田 山47-1 TEL 022-384-3151　FAX 022-381-1168	25床／383床 2002.6.28
13	財団法人 光ヶ丘スペ ルマン病院	〒983-0833 宮城県仙台市宮城野区東仙台 6-7-1 TEL 022-257-0231　FAX 022-257-0201	20床／132床 1998.7.24
14	山形県立中央病院	〒990-2292 山形県山形市青柳1800 TEL 023-685-2626　FAX 023-685-2626	15床／660床 2001.7.1
15	財団法人 三友堂病院	〒992-0045 山形県米沢市中央6丁目1番 219号 TEL 0238-24-3708　FAX 0238-24-3708	12床／199床 2005.6.28
16	医療法人 惇慧会 外 旭川病院	〒010-0802 秋田県秋田市外旭川字三後田 142 TEL 018-868-5511　FAX 018-868-5577	13床／241床 1999.1.29
17	財団法人 慈山会医学 研究所附属坪井病院	〒963-0197 福島県郡山市安積町長久保 1-10-13 TEL 0249-46-0808　FAX 0249-47-0035	18床／244床 1990.11.29
18	医療法人つくばセン トラル病院	〒300-1211 茨城県牛久市柏田町1589-3 TEL 0298-72-1771　FAX 0298-74-4763	20床／199床 2000.10.2
19	筑波メディカルセン ター病院	〒305-8558 茨城県つくば市天久保1-3-1 TEL 0298-51-3511　FAX 0298-58-2773	20床／350床 2000.5.1
20	恩賜財団 済生会水 戸済生会総合病院	〒311-4198 茨城県水戸市双葉台3-3-10 TEL 029-254-5151　FAX 029-254-0502	16床／503床 2000.9.29

21	社会福祉法人　恩賜財団　済生会　栃木県済生会宇都宮病院	〒321-0974　栃木県宇都宮市竹林町 911-1 TEL 028-626-5500　FAX 028-626-5594	20 床／644 床 1996.11. 1
22	栃木県立がんセンター	〒320-0834　栃木県宇都宮市陽南 4-9-13 TEL 028-658-5151　FAX 028-658-5669	24 床／357 床 2000.12. 1
23	独立行政法人国立病院機構　西群馬病院	〒377-8511　群馬県渋川市金井 2854 TEL 0279-23-3030　FAX 0279-23-2740	23 床／380 床 1994. 7. 1
24	医療法人一心会上尾甦生病院	〒362-0051　埼玉県上尾市地頭方 421-1 TEL 048-781-1101　FAX 048-781-1251	19 床／186 床 1992. 2.25
25	埼玉県立がんセンター	〒362-0806　埼玉県北足立郡伊奈町大字小室 818 TEL 048-722-1111　FAX 048-722-1129	18 床／400 床 1999. 1. 1
26	国立がんセンター東病院	〒277-8577　千葉県柏市柏の葉 6-5-1 TEL 0471-33-1111　FAX 0471-33-1598	25 床／425 床 1992. 7. 1
27	国保直営総合病院君津中央病院	〒292-8535　千葉県木更津市桜井 1010 TEL 0438-36-1071　FAX 0438-36-0890	20 床／651 床 2004.10.29
28	千葉県がんセンター	〒260-8717　千葉県千葉市中央区仁戸名町 666-2 TEL 043-264-5431　FAX 043-262-8680	25 床／341 床 2003. 6. 2
29	医療法人社団　翠明会山王病院	〒263-0002　千葉県千葉市稲毛区山王町 166-2 TEL 043-421-2221　FAX 043-421-3072	23 床／318 床 1999. 7. 1
30	総合病院国保旭中央病院	〒289-2511　千葉県旭市イの 1326 TEL 0479-63-8111　FAX 0479-63-8580	20 床／971 床 1999. 5. 1
31	財団法人　聖路加国際病院	〒104-8560　東京都中央区明石町 9-1 TEL 03-3541-5151　FAX 03-3544-0649	25 床／520 床 1998. 5. 1
32	社会福祉法人　賛育会賛育会病院	〒130-0012　東京都墨田区太平 3-20-2 TEL 03-3622-9191　FAX 03-3623-9736	22 床／253 床 1998. 6. 1
33	ＮＴＴ東日本株式会社ＮＴＴ東日本関東病院	〒141-8625　東京都品川区東五反田 5-9-22 TEL 03-3448-6100　FAX 03-3448-6098	28 床／605 床 2001. 2. 1

34	木村病院	〒146-0083 東京都大田区千鳥2丁目39番10号 TEL 03-3758-2671　FAX 03-3758-2664	13床／98床 2004. 7. 1
35	宗教法人 セブンスデー・アドベンチスト教団東京衛生病院	〒167-8507 東京都杉並区天沼3-17-3 TEL 03-3392-6151　FAX 03-3392-1463	24床／188床 1996. 7. 1
36	宗教法人 救世軍　救世軍ブース記念病院	〒166-0012 東京都杉並区和田1丁目40-5 TEL 03-3381-7236　FAX 03-5385-0730	20床／199床 2003.11. 4
37	東京都立豊島病院	〒173-0015 東京都板橋区栄町33-1 TEL 03-5375-1234　FAX 03-5944-3506	20床／360床 1999. 9. 1
38	日本赤十字社医療センター	〒150-8935 東京都渋谷区広尾4丁目1-22 TEL 03-3400-1311　FAX 03-3409-1604	17床／790床 2000. 6. 1
39	東京厚生年金病院	〒162-8543 東京都新宿区津久戸町5番1号 TEL 03-3269-8111　FAX 03-3260-7840	18床／520床 2004. 6. 1
40	宗教法人 立正佼成会附属佼成病院	〒164-8617 東京都中野区弥生町5丁目25番15号 TEL 03-3383-1281　FAX 03-3382-8972	12床／363床 2004. 5. 6
41	社会福祉法人 聖ヨハネ会総合病院 桜町病院	〒184-8511 東京都小金井市桜町1-2-20 TEL 042-388-2888　FAX 042-388-2188	20床／237床 1994. 8. 1
42	宗教法人 救世軍清瀬病院	〒204-0023 東京都清瀬市竹丘1-17-9 TEL 0424-91-1411　FAX 0424-91-3900	25床／142床 1990. 5.29
43	独立行政法人国立病院機構　東京病院	〒204-8585 東京都清瀬市竹丘3-1-1 TEL 0424-91-2111　FAX 0424-94-2168	20床／560床 1995. 9. 1
44	社会福祉法人 信愛報恩会信愛病院	〒204-0024 東京都清瀬市梅園2-5-9 TEL 0424-91-3211　FAX 0424-91-3214	20床／199床 1996. 9. 2
45	医療法人 聖ヶ丘病院	〒206-0021 東京都多摩市連光寺2-69-6 TEL 0423-38-8111　FAX 0423-38-8118	11床／ 48床 1996. 6. 3
46	財団法人ライフ・エクステンション研究所 永寿総合病院	〒111-8656 東京都台東区東上野2-23-16 TEL 03-3833-8381　FAX 03-3831-9488	16床／400床 2000.10. 2
47	医療法人社団　崎陽会日の出ヶ丘病院	〒190-0181 東京都西多摩郡日の出町大久野310 TEL 042-597-0811　FAX 042-597-2110	20床／263床 2001. 1. 4

48	全社連　川崎社会保険病院	〒210-0822 神奈川県川崎市川崎区田町2-9-1 TEL 044-288-2601　FAX 044-299-1138	24 床／ 308 床 1999. 2. 1
49	川崎市立井田病院かわさき総合ケアセンター	〒211-0035 神奈川県川崎市中原区井田2-27-1 TEL 044-766-2188　FAX 044-788-0231	20 床／443 床 1998.11. 1
50	学校法人 昭和大学横浜市北部病院	〒224-8503　神奈川県横浜市都筑区茅ヶ崎中央 35-1 TEL 045-949-7000　FAX 045-949-7927	25 床／661 床 2001.10. 9
51	社会福祉法人日本医療伝道会総合病院衣笠病院	〒238-8588 神奈川県横須賀市小矢部2-23-1 TEL 0468-52-1182　FAX 0468-54-0232	20 床／ 299 床 1998. 7. 1
52	神奈川県立がんセンター	〒241-0815 神奈川県横浜市旭区中尾1-1-2 TEL 045-391-5761　FAX 045-361-4692	17 床／415 床 2002. 4.24
53	医療法人社団 聖仁会 横浜甦生病院	〒246-0031 神奈川県横浜市瀬谷区瀬谷4-30-30 TEL 045-302-5001　FAX 045-303-5736	12 床／ 81 床 1995. 3. 1
54	財団法人ライフプランニングセンターピースハウス病院	〒259-0151 神奈川県足柄上郡中井町井ノ口 1000-1 TEL 0465-81-8900　FAX 0465-81-5520	22 床／ 22 床 1994. 2. 1
55	医療法人 崇徳会 長岡西病院	〒940-2111 新潟県長岡市三ツ郷屋町371-1 TEL 0258-27-8500　FAX 0258-27-8509	27 床／240 床 1993. 3.12
56	医療法人博医会新潟こばり病院	〒950-2022 新潟県新潟市小針 3 丁目 27 番11 号 TEL 025-232-0111　FAX 025-231-3431	20 床／404 床 2001. 8. 1
57	さくら福祉保健事務組合南部郷厚生病院	〒959-1704 新潟県中蒲原郡村松町甲2925-2 TEL 0250-58-6111　FAX 0250-58-7300	20 床／120 床 2001. 9. 3
58	富山県立中央病院	〒930-8550 富山県富山市西長江 2-2-78 TEL 0764-24-1531　FAX 0764-22-0667	18 床／800 床 1993. 2.25

59	福井県済生会病院	〒918-8503 福井県福井市和田中町舟橋 7-1 TEL 0776-23-1111　FAX 0776-28-8518	20 床／466 床 1998. 9.30
60	社会福祉法人 恩賜財団 済生会 石川県済生会金沢病院	〒920-0353 石川県金沢市赤土町二 13-6 TEL 0762-66-1060　FAX 0762-66-1070	28 床／260 床 1995.12.28
61	医療法人愛和会 愛和病院	〒380-0902 長野県長野市大字鶴賀 1044-2 TEL 026-226-3863　FAX 026-223-7168	16 床／43 床 1997.12. 1
62	特定医療法人 新生病院	〒381-0295 長野県上高井郡小布施町 851 TEL 026-247-2033　FAX 026-247-4727	12 床／151 床 1998.10. 1
63	組合立 諏訪中央病院	〒391-8503 長野県茅野市玉川 4300 TEL 0266-72-1000　FAX 0266-82-2922	6 床／366 床 1998. 9. 1
64	健康保険岡谷塩嶺病院	〒394-8588 長野県岡谷市内山 4769 TEL 0266-22-3595 FAX 0266-22-3599	10 床／280 床 1996.11. 1
65	山梨県立中央病院	〒400-0027　山梨県甲府市富士見 1 丁目 1-1 TEL 055-253-7111　FAX 055-253-8011	15 床／691 床 2005. 5.23
66	医療法人社団 誠広会 岐阜中央病院	〒501-1198 岐阜県岐阜市川部 3-25 TEL 058-239-8111　FAX 058-239-8216	28 床／352 床 1999. 6. 1
67	静岡県立静岡がんセンター	〒411-8777 静岡県駿東郡長泉町下長窪 1007 TEL 055-989-5222　FAX 055-989-5783	42 床／509 床 2002.10.28
68	財団法人神山復生病院	〒412-0033 静岡県御殿場市神山 109 TEL 0550-87-0004　FAX 0550-87-5360	20 床／60 床 2002. 6.25
69	静岡県立総合病院	〒420-0881 静岡県静岡市北安東 4-27-1 TEL 054-247-6111　FAX 054-247-6140	20 床／720 床 2000. 8.30
70	社会福祉法人 聖隷福祉事業団 総合病院 聖隷三方原病院	〒433-8558 静岡県浜松市三方原町 3453 TEL 053-436-1251　FAX 053-438-2971	27 床／764 床 1990. 4.25
71	愛知県厚生農業協同組合連合会 安城更生病院	〒446-8602 愛知県安城市安城町東広畔 28 番地 TEL 0566-75-2111　FAX 0566-76-4335	17 床／692 床 2002. 6.19

72	社団法人　日本海員掖済会名古屋掖済会病院	〒454-8502　愛知県名古屋市中川区松年町4丁目66 TEL 052-652-7711　FAX 052-652-7783	19床／662床 2004. 2.10
73	医療法人財団　愛泉会 愛知国際病院	〒470-0111　愛知県日進市米野木町南山987-31 TEL 05617-3-3191　FAX 05617-3-7728	20床／72床 1999. 5. 6
74	みなと医療生活協同組合 協立総合病院	〒456-8611　愛知県名古屋市熱田区五番町4-33 TEL 052-654-2211　FAX 052-651-7210	16床／434床 2001.11.28
75	南医療生活協同組合 総合病院南生協病院	〒457-8540　愛知県名古屋市南区三吉町6丁目8番地 TEL 052-611-6111　FAX 052-612-9592	15床／313床 2002. 7. 1
76	愛知県厚生農業協同組合連合会海南病院	〒498-8502　愛知県海部郡弥富町大字前ヶ須新田字南本田396 TEL 0567-65-2511　FAX 0567-67-3697	18床／553床 2004. 7.12
77	藤田保健衛生大学七栗サナトリウム	〒514-1295　三重県久居市大鳥町向廣424-1 TEL 059-252-1555　FAX 059-252-1383	18床／218床 1997. 6.24
78	大津市民病院	〒520-0804　滋賀県大津市本宮2-9-9 TEL 077-522-4607　FAX 077-521-5414	20床／562床 1999. 5.31
79	彦根市立病院	〒522-8539　滋賀県彦根市八坂町1882 TEL 0749-22-6050　FAX 0749-26-0754	18床／470床 2002. 9.30
80	滋賀県立成人病センター	〒524-8524　滋賀県守山市守山5丁目4-30 TEL 077-582-5031　FAX 077-582-5426	20床／541床 2003. 2.24
81	財団法人　薬師山病院	〒603-8479　京都府京都市北区大宮薬師山西町15 TEL 075-492-1230　FAX 075-495-1189	30床／70床 1998.12. 1
82	財団法人　日本バプテスト連盟医療団総合病院 日本バプテスト病院	〒606-8273　京都市左京区北白川山ノ元町47 TEL 075-781-5191　FAX 075-701-9996	20床／167床 1995. 8.25
83	宗教法人　在日本南プレスビテリアンミッ	〒533-0032　大阪府大阪市東淀川区淡路2-9-26	21床／607床 1990. 4.25

	ション 淀川キリスト教病院	TEL 06-6322-2250　　FAX 06-6324-6539	
84	医療法人社団　湯川 胃腸病院	〒543-0033　　大阪府大阪市天王寺区堂ヶ 芝2丁目10番2号 TEL 06-6771-4861　FAX 06-6771-4882	24床／84床 2002.11. 1
85	医療法人ガラシア会 ガラシア病院	〒562-8567　大阪府箕面市栗生間谷6-14-1 TEL 072-729-2345　FAX 072-728-5166	23床／115床 2005. 4.27
86	高槻赤十字病院	〒569-1096　大阪府高槻市阿武野1丁目 1-1 TEL 072-696-0571　FAX 072-696-1228	20床／446床 2002. 7. 1
87	特定医療法人　同仁 会耳原総合病院	〒590-0822　　大阪府堺市協和町4丁465 TEL　072-241-0501　FAX　072-244-3577	23床／374床 2003. 1.31
88	医療法人　幸会　喜多 病院	〒596-0003　大阪府岸和田市中井町1-12-1 TEL 0724-43-0081　FAX 0724-44-9441	16床／157床 2002. 1.31
89	医療法人　錦秀会阪 和第二泉北病院	〒599-8271　大阪府堺市深井北町3176番 地 TEL 072-277-1401　FAX 072-278-5130	21床／969床 2002.11. 1
90	国保中央病院	〒633-0302　　奈良県磯城郡田原本町大字 宮古404-1 TEL 07443-2-8800　FAX 07443-2-8811	20床／220床 2005. 6.30
91	宗教法人セブンスデ イアドベンチスト教 団神戸アドベンチス ト病院	〒651-1321　兵庫県神戸市北区有野台 8-4-1 TEL 078-981-0161　FAX 078-981-7986	21床／116床 1993. 9.29
92	国家公務員等共済組 合連合会六甲病院	〒657-0022　兵庫県神戸市灘区土山町5-1 TEL 078-856-2065　FAX 078-856-2066	23床／178床 1994.11.30
93	社団法人　全国社会保 険協会連合会社会保 険神戸中央病院	〒651-1145　兵庫県神戸市北区惣山町 2-1-1 TEL 078-594-2211　FAX 078-594-2244	22床／424床 1996. 6.28
94	医療法人　神戸健康 共和会 東神戸病院	〒658-0051　兵庫県神戸市東灘区住吉本町 1-24-13 TEL 078-841-5731　FAX 078-841-5664	21床／168床 2000. 4.14

95	医療法人財団　姫路聖マリア会総合病院　姫路聖マリア病院	〒670-0801 兵庫県姫路市仁豊野650 TEL 0792-65-5111　FAX 0792-65-5001	12床／360床 1996. 7.27
96	和歌山県立医科大学付属病院	〒641-0012 和歌山県和歌山市紀三井寺811-1 TEL 073-447-2300　FAX 073-448-3007	9床／800床 1999. 8. 1
97	医療法人仁厚会藤井政雄記念病院	〒682-0023　鳥取県倉吉市山根43-1 TEL 0858-26-2111　FAX 0858-26-2112	20床／120床 2003.11.27
98	社会福祉法人　恩賜財団　済生会　岡山済生会総合病院	〒700-8511 岡山県岡山市伊福町1-17-18 TEL 086-252-2211　FAX 086-255-2224	25床／568床 1998. 9. 1
99	岡山中央奉還町病院	〒700-0026 岡山県岡山市奉還町2-18-19 TEL 086-251-3833　FAX 086-251-3833	21床／81床 2000. 6. 1
100	医療法人紅十字会総合病院　三愛	〒720-0031 広島県福山市三吉町4丁目1-15 TEL 0849-22-0800　FAX 0849-26-7074	12床／200床 1999. 7.12
101	公立みつぎ総合病院	〒722-0393 広島県御調郡御調町大字市124番地 TEL 08487-6-1111　FAX 08487-6-1112	5床／240床 2002. 5. 20
102	医療法人里仁会白龍湖病院	〒729-1321 広島県賀茂郡大和町和木1504-1 TEL 0847-34-1218　FAX 0847-34-1219	7床／133床 2001. 9.18
103	医療法人社団　曙会　シムラ病院	〒730-0841　広島県広島市中区舟入町3番13号 TEL 082-294-5151　FAX 082-294-5152	18床／121床 2004.10.26
104	医療法人和同会広島パークヒル病院	〒733-0851 広島県広島市西区田方2丁目16番45号 TEL 082-274-1600　FAX 082-274-1322	18床／107床 2002. 5.20
105	県立広島病院	〒734-8530　広島県広島市南区宇品神田1-5-54 TEL 082-254-1818　FAX 082-253-8274	20床／701床 2004.10.26
106	広島市医師会運営安芸市民病院	〒736-0088　広島県広島市安芸区畑賀2丁目14-1 TEL 082-827-0121　FAX 082-827-0561	20床／140床 2004. 7. 21

107	独立行政法人国立病院機構　呉医療センター	〒737-0023　広島県呉市青山町 3-1 TEL 0823-22-3111　FAX 0823-21-0478	28 床／700 床 2000. 4. 3
108	医療法人社団　清風会　廿日市記念病院	〒738-0060　広島県廿日市市陽光台 5 丁目 12 番地 TEL0829-20-2300　FAX 0829-20-2301	15 床／135 床 2002. 1. 4
109	独立行政法人国立病院機構　山陽病院	〒755-0241　山口県宇部市東岐波 685 TEL 0836-58-2300　FAX 0836-58-5219	25 床／435 床 1998.10.30
110	特定医療法人社団松涛会安岡病院	〒759-6604　山口県下関市横野町 3-16-35 TEL 0832-58-3711　FAX 0832-58-2590	25 床／278 床 1999. 5. 6
111	総合病院　山口赤十字病院	〒753-8519　山口県山口市八幡馬場 53-1 TEL 0839-23-0111　FAX 0839-25-1474	25 床／505 床 2000.12.21
112	組合立　三豊総合病院	〒769-1695　香川県三豊郡豊浜町姫浜 708 TEL 0875-52-3366　FAX 0875-52-4936	12 床／515 床 2000. 4. 1
113	医療法人若葉会　近藤内科病院	〒770-8008　徳島県徳島市西新浜町 1-6-25 TEL 088-663-0020　FAX 088-663-0399	20 床／55 床 2002. 5. 1
114	医療法人聖愛会松山ベテル病院	〒790-0833　愛媛県松山市祝谷 6-1229 TEL 089-927-2133　FAX 089-925-5599	20 床／155 床 2000. 4.28
115	医療法人仁生会細木病院	〒780-8535　高知県高知市大膳町 37 番地 TEL 088-822-7211　FAX 088-825-0909	14 床／320 床 2003. 9.30
116	医療法人　山口会高知厚生病院	〒780-8121　高知県高知市葛島 1-9-50 TEL 0888-82-6205　FAX 0888-83-1655	15 床／ 76 床 1995.11. 8
117	医療法人　治久会もみのき病院	〒780-0952　高知県高知市塚の原 6-1 TEL 0888-40-2222　FAX 0888-40-1001	12 床／ 60 床 1999. 3.15
118	医療法人　久会図南病院	〒780-0806　高知県高知市知寄町 1-5-15 TEL 088-882-3126　FAX 088-882-3128	10 床／184 床 2000. 6.20

232

119	医療法人 防治会 いずみの病院	〒781-0010 高知県高知市薊野北町 2 丁目 10 番 53 号 TEL 088-826-5511　FAX 088-826-5510	12 床／238 床 2001. 9.28
120	北九州市立医療セン ター	〒802-0077 福岡県北九州市小倉北区馬借 2 丁目 1-1 TEL 093-541-1831　FAX 093-533-8693	20 床／636 床 2001. 5.25
121	医療法人聖亮会 聖ヨハネ病院	〒803-0846 福岡県北九州市小倉北区下到 津 3 丁目 5 番 8 号 TEL 093-562-7777　FAX 093-562-7770	20 床／20 床 2001. 9.18
122	医療法人社団新日鐵 八幡記念病院	〒805-8508 福岡県北九州市八幡東区春の 町 1 丁目 1 番 1 号 TEL 093-671-9723　FAX 093-671-9605	16 床／453 床 2003.12.25
123	財団法人厚生年金事 業振興団九州厚生年 金病院	〒806-8501　福岡県北九州市八幡西区岸 の浦 1 丁目 8 番 1 号 TEL 093-641-5111　FAX 093-642-1868	575 床／14 床 2005. 3.28
124	医療法人にゅうわ会 及川病院	〒810-0014　福岡県福岡市中央区平尾 2 丁目 21 番 16 号 TEL 092-522-5411　FAX 092-522-6244	15 床／36 床 2004.10.27
125	特別医療法人 栄光会 栄光病院	〒811-2205 福岡県粕屋郡志免町別府 58 TEL 092-935-0147　FAX 092-936-3370	38 床／178 床 1990. 8.29
126	医療法人社団　至誠 会木村外科病院	〒812-0044 福岡県福岡市博多区千代 2-13-19 TEL 092-641-1966　FAX 092-651-7210	14 床／129 床 1999.11. 2
127	社団法人福岡医療団 たたらリハビリテー ション病院	〒813-0031　福岡県福岡市東区八田 1 丁 目 4-66 TEL 092-691-5508　FAX 092-691-5634	21 床／213 床 2004.10.27
128	医療法人 原土井病院	〒813-8588 福岡県福岡市東区青葉 6 丁目 40-8 TEL 092-691-3881　FAX 092-691-1059	20 床／556 床 2001. 3.28
129	医療法人社団江頭会 さくら病院	〒814-0142 福岡県福岡市城南区片江 4-16-15 TEL 092-864-1212　FAX 092-865-4570	14 床／152 床 1999. 5.10

130	医療法人財団　華林会村上華林堂病院	〒819-8585　福岡県福岡市西区戸切2丁目 14-45 TEL 092-811-3331　FAX 092-812-2161	16床／160床 2004. 5.26
131	久留米大学病院	〒830-0011　福岡県久留米市旭町 67 TEL 0942-31-7759　FAX 0942-31-7759	12床／1263床 1998. 9.10
132	医療法人雪の聖母会聖マリア病院	〒830-0047　福岡県久留米市津福本町 422 TEL 0942-35-3322　FAX 0942-34-3115	16床／1388床 1997. 8.11
133	佐賀県立病院好生館	〒840-8571　佐賀県佐賀市水ヶ江 1-12-9 TEL 0952-24-2171　FAX 0952-29-9390	15床／ 535床 1998. 3. 1
134	医療法人松籟会河畔病院	〒847-0021　佐賀県唐津市松南町 119-2 TEL 0955-77-2611　FAX 0955-77-2722	14床／188床 2002. 4. 1
135	医療法人 弘仁会朝永病院	〒850-0862　長崎県長崎市出島町 12-23 TEL 0958-22-2323　FAX 0958-22-8855	22床／ 21床 1995.11. 1
136	宗教法人聖フランシスコ病院	〒852-8125　長崎県長崎市小峰町 9-20 TEL 095-846-1888　FAX 095-845-7600	13床／ 250床 1998. 7.28
137	社会福祉法人 聖嬰会イエズスの聖心病院	〒860-0079　熊本県熊本市上熊本 2-11-24 TEL 096-352-7181　FAX 096-352-7184	22床／ 87床 1994.10.17
138	社団法人 熊本市医師会熊本地域医療センター	〒860-0811　熊本県熊本市本荘 5丁目 16-10 TEL 096-363-3311　FAX 096-362-0222	10床／227床 2001. 7. 1
139	特定医療法人萬生会西合志病院	〒861-1104　熊本県菊池郡西合志町御代志 812-2 TEL 096-242-2745　FAX 096-242-3861	20床／128床 1999. 6. 1
140	医療法人博光会御幸病院	〒861-4172　熊本県熊本市御幸笛田 6丁目 7-40 TEL 096-378-1166　FAX 096-378-1762	20床／186床 2003. 6.16
141	社団法人全国社会保険協会連合会健康保険人吉総合病院	〒868-8555　熊本県人吉市老神町 35番地 TEL 0966-22-2191　FAX 0966-24-2116	6床／274床 2003. 9.19

142	医療法人明和会大分 ゆふみ病院	〒870-0879　大分県大分市金谷迫 313-1 TEL　097-548-7272　FAX　097-548-7273	24 床／24 床 2001. 1 .4
143	医療法人 社団 春日 会黒木記念病院	〒874-0031　大分県別府市照波園町 14 番 28 号 TEL　0977-67-1211　FAX　0977-66-6673	12 床／226 床 2002. 1. 4
144	医療法人倫生会三州 病院	〒885-0037 宮崎県都城市花繰町 3 街区 14 号 TEL 0986-22-0230　FAX 0986-22-0309	17 床／55 床 2000. 4.26
145	社団法人宮崎市郡医 師会病院	〒880-0834　宮崎県宮崎市新別府町船戸 738-1 TEL　0985-24-9119　FAX　0985-23-2210	12 床／248 床 2002. 3.20
146	特別医療法人 博愛会 相良病院	〒892-0833 鹿児島県鹿児島市松原町 3-31 TEL 099-224-1800　FAX 099-225-8253	21 床／ 81 床 1997. 6. 2
147	医療法人 聖医会 サザン・リージョン病 院	〒898-0011　鹿児島県枕崎市緑町 220 番 地　TEL 0993-72-1351　FAX 0993-72-2128	11 床／131 床 2002.6.27
148	宗教法人 セブンスデーア ドベンチスト教団アドベ ンチスト・メディカル センター	〒903-0201　沖縄県中頭郡西原町字幸地 868 番 TEL 098-946-2833　FAX 098-946-7137	12 床／48 床 2002.12.16
149	特定医療法人葦の会 オリブ山病院	〒903-0804　沖縄県那覇市首里石嶺町 4-356 TEL 098-886-2311　FAX 098-886-6588	23 床／343 床 1995. 5.30
合計 149 施設 2824 床			

B會員（籌設中）

編號	施設名稱	住所・電話番号・FAX
1	札幌社会保険総合病院	〒004-8618 北海道札幌市厚別区厚別中央2条6-2-1 TEL 011-893-3000　FAX 011-893-4001
2	北海道旅客鉄道株式会社 札幌鉄道病院	〒060-0033 北海道札幌市中央区北三条東1丁目 TEL 011-241-4971　FAX 011-241-2151
3	医療法人社団カレスアライ アンス 天使病院	〒065-8611 北海道札幌市東区北12条東3丁目31 TEL 011-711-0101　FAX 011-751-1708
4	医療法人 徳洲会 帯広徳洲 会病院	〒080-0302 北海道河東郡音更町木野西通14丁目 2-1 TEL 0155-32-3030　FAX 0155-32-3522
5	医療法人社団恵愛会 南一 条病院	〒060-0061　北海道札幌市中央区南1条西13丁目 TEL 011-271-3711　FAX 011-281-0275
6	市立札幌病院	〒060-8604　北海道札幌市中央区北11条西13丁目 TEL 011-726-2211　FAX 011-726-7912
7	岩手県立磐井病院	〒021-8533　岩手県一関市山目字前田13番地 TEL 0191-23-3452　FAX 0191-23-9691
8	岩手県立北上病院	〒024-8507　岩手県北上市九年橋3丁目15番36号 TEL 0197-64-4351　FAX 0197-64-4367
9	医療法人社団 爽秋会 岡部医院	〒981-1226 宮城県名取市植松1丁目1番24号 TEL 022-381-1236　FAX 022-381-1256
10	独立行政法人労働者健康福 祉機構 東北労災病院	〒981-8563 宮城県仙台市青葉区台の原4-3-21 TEL 022-275-1111　FAX 022-275-4431

236

11	財団法人　竹田綜合病院	〒965-0876　福島県会津若松市山鹿町 3-27 TEL 0242-27-5511　FAX 0242-27-5670
12	学校法人 自治医科大学附属病院	〒329-0498　栃木県河内郡南河内町薬師寺 3311-1 TEL 0285-44-2111　FAX 0285-44-4108
13	栃木県厚生農業協同組合連 合会 石橋総合病院	〒329-0500　栃木県下都賀郡石橋町大字石橋 628 TEL 0285-53-1134　FAX 0285-53-3957
14	戸田中央総合病院	〒335-0023　埼玉県戸田市本町 1-19-3 TEL 048-442-1111　FAX 048-433-4076
15	医療法人財団 石心会 狭山 病院	〒350-1323　埼玉県狭山市鵜ノ木 1-33 TEL 0429-53-6611　FAX 0429-53-6773
16	さくさべ坂通り診療所	〒263-0014　千葉県千葉市稲毛区作草部町 658-1 オ フィス 21 作草部ビル 101 TEL 043-284-5172　FAX 043-287-3270
17	聖隷佐倉市民病院	〒285-8765　千葉県佐倉市江原台 2-36-2 TEL 043-486-1151　FAX 043-486-8696
18	花の谷クリニック	〒295-0003　千葉県安房郡千倉町白子 2446 TEL 0470-44-5303　FAX 0470-44-5302
19	医療法人 鉄蕉会 亀田総合病院	〒296-8602　千葉県鴨川市東町 929 番地 TEL 0470-99-2211　FAX 0470-99-1198
20	国立がんセンター中央病院	〒104-0045　東京都中央区築地 5-1-1 TEL 03-3542-2511　FAX 03-3248-5267

21	東京大学医学部附属病院	〒113-8655 東京都文京区本郷 7-3-1 TEL 03-3815-5411　FAX 03-5800-8935
22	医療法人社団 げんき会 久保田げんきクリニック	〒134-0003 東京都江戸川区春江町 4 丁目 24 番地 12 靭江ビル 202 号 TEL 03-5662-5850　FAX 03-5662-5864
23	ホスピスケア研究会	〒171-0022 東京都豊島区南池袋 3-18-34-601 TEL 03-3984-3291　FAX 03-3984-3292
24	国立国際医療センター	〒162-8655 東京都新宿区戸山 1-21-1 TEL 03-3202-7181　FAX 03-3202-1003
25	学校法人 昭和大学　昭和 大学病院緩和ケアチーム	〒142-0064 東京都品川区旗の台 1-5-8 TEL 03-3784-8416　FAX 03-3784-8517
26	ホームケアクリニック 川越	〒130-0014 東京都墨田区緑 1-14-4 両国 TY ビル 3 階 TEL 03-5669-8301　FAX 03-5669-8310
27	医療社団法人　在和会 井尾クリニック	〒190-0032　東京都立川市上砂町 1-2-2 上原ビル 2 階　TEL 042-538-2755　FAX 042-535-7756
28	横浜市立みなと赤十字病院	〒231-8682　神奈川県横浜市中区新山下 3-12-1 TEL 045-628-6100　FAX 045-628-6101
29	医療法人社団　若林会 湘南中央病院	〒251-0042　神奈川県藤沢市辻堂新町 1 丁目 4 番 27 号 TEL 0466-36-8151　FAX 0466-35-2886
30	長野県厚生農業協同組合連 合会 佐久総合病院	〒384-0301　長野県南佐久郡臼田町臼田 197 TEL 0267-82-3131　FAX 0267-82-7533

31	医療法人　どちペインクリニック 玉穂ふれあい診療所	〒409-3867　山梨県中巨摩郡玉穂町成島 2439 番 1 TEL 055-278-5670　FAX 055-278-5671
32	山梨大学医学部附属病院	〒409-3898　山梨県中巨摩郡玉穂町下河東 1110 TEL 055-273-1111　FAX 055-273-7108
33	医療法人財団　百葉の会 湖山病院	〒417-0801　静岡県富士市大渕 405-25 TEL 0545-36-2000　FAX 0545-36-2570
34	浜松赤十字病院	〒430-0907　静岡県浜松市高林 1-5-30 TEL 053-472-1151　FAX 053-472-3751
35	島田市立　島田市民病院	〒427-8502　静岡県島田市野田 1200 番地の 5 TEL 0547-35-2111　FAX 0547-36-9155
36	独立行政法人国立病院機構 豊橋医療センター	〒440-8510　愛知県豊橋市飯村町字浜道上 50 番地 TEL 0532-62-0301　FAX 0532-62-3352
37	愛知県がんセンター愛知病院	〒444-0011　愛知県岡崎市欠町字栗宿 18 TEL 0564-21-6251　FAX 0564-21-6467
38	社会福祉法人　聖霊会 聖霊病院	〒466-8633　愛知県名古屋市昭和区川名山町 56 TEL 052-832-1181　FAX 052-832-1181
39	愛知県厚生農業協同組合連合会 加茂病院	〒471-8505　愛知県豊田市元城町 3-17 TEL 0565-31-1511　FAX 0565-31-1611
40	津島市民病院	〒496-8537　愛知県津島市橘町 3 丁目 73 番地 TEL 0567-28-5151　FAX 0567-28-5053

41	財団法人近江兄弟社 ヴォーリズ記念病院	〒523-8523　滋賀県近江八幡市北之庄町 492 TEL 0748-32-5211　FAX 0748-32-2152
42	特定非営利活動法人 日本ホスピス・ホームケア 協会	〒533-0032 大阪府大阪市東淀川区淡路 3-3-7-102 TEL 06-6324-1793　FAX 06-6324-1793
43	医療法人　医真会 医真会　八尾総合病院	〒581-0036 大阪府八尾市沼 1 丁目 41 TEL 0729-48-2500　FAX 0729-48-2544
44	医療法人　みどり会 中村 病院	〒573-0152 大阪府枚方市藤阪中町 3-20 TEL 072-868-2071　FAX 072-868-9663
45	独立行政法人労働者健康福 祉機構 関西労災病院	〒660-8511 兵庫県尼崎市稲葉荘 3-1-69 TEL 06-416-1221　FAX 06-419-1870
46	医療法人 尼崎厚生会 立花 病院	〒661-0025 兵庫県尼崎市立花町 4 丁目 3 番 18 号 TEL 06-6438-3761　FAX 06-6438-3294
47	尼崎医療生活協同組合 尼崎医療生協病院	〒661-0033 兵庫県尼崎市南武庫之荘 11-12-1 TEL 06-6436-1701　FAX 06-6437-9153
48	医療法人　協和会 第二協 立病院	〒666-0033　兵庫県川西市栄町 5-28 TEL 072-758-1123　FAX 072-758-1124
49	公立八鹿病院	〒667-8555 兵庫県養父郡八鹿町八鹿 1878-1 TEL 0796-62-3135　FAX 0796-62-3134
50	医療法人南風会みなみクリ ニック	〒634-0828　奈良県橿原市古川町 395-1 TEL 0744-26-1371　FAX 0744-26-1372
51	医療法人真誠会 真誠会セントラルクリニッ ク	〒683-0852　鳥取県米子市河崎 580 TEL 0859-29-0099　FAX 0859-24-2369

52	総合病院　松江市立病院	〒690-8509　島根県松江市灘町 101 TEL 0852-23-1000　FAX 0852-32-8307
53	島根医科大学医学部附属病院	〒693-8501　島根県出雲市塩冶町 89-1 TEL 0853-20-2065　FAX 0853-20-2063
54	医療法人社団 かとう内科並木通り診療所	〒700-0854　岡山県岡山市並木町 2 丁目 27-5 TEL 086-264-8855　FAX 086-264-8846
55	緩和ケア病院 設立プロジェクトチーム	〒720-0083 広島県福島市安佐南区相田 1 丁目 10-21 TEL 082-878-5111　FAX 082-878-5157
56	医療法人　創黎会 阿部クリニック	〒744-0061　山口県下松市河内 1048-1 TEL 0833-47-0001　FAX 0833-47-0053
57	医療法人社団　和風会 橋本病院	〒768-0103　香川県三豊郡山本町大字財田西 902 番地 1 TEL 0875-63-3311　FAX 0875-63-2651
58	医療法人 尽心会 亀井病院	〒770-8072　徳島県徳島市八万町中津浦 24-89 TEL 0886-26-1777　FAX 0886-26-1171
59	市立宇和島病院	〒798-8510　愛媛県宇和島市御殿町 1 番 1 号 TEL 0895-25-1111　FAX 0895-25-5334
60	医療法人 矢津内科消化器科クリニック	〒824-0001　福岡県行橋市行事 7 丁目 19 番 6 号 TEL 0930-22-2524　FAX 0930-22-2878
61	医療法人　恵会　光風台病院	〒851-2215　長崎県長崎市鳴見台 2-45-20 TEL 095-850-0001　FAX 095-850-1010
62	特定・特別医療法人　雄博会 千住病院	〒857-0026　長崎県佐世保市宮地町 5 番 5 号 TEL 0956-24-1010　FAX 0956-24-8590

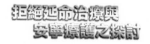

63	医療法人　小林会　小林病院	〒861-4203　熊本県下益城郡城南町大字隈庄 574 TEL 0964-28-2025　FAX 0964-28-5342
64	医療法人社団 中津胃腸病院	〒871-0162　大分県中津市大字永添 510 TEL 0979-24-1632　FAX 0979-22-9800
65	堂園メディカル・ハウス	〒890-0052 鹿児島県鹿児島市上之園町 3-1 TEL 099-254-1864　FAX 099-259-2469
66	独立行政法人国立病院機構 南九州病院	〒899-5293　鹿児島始良郡加治木町木田 1882 TEL 0995-62-2121 FAX 0995-63-1807
	合計　66 団体	

附錄（六）台灣安寧療護資源一覽表

資料來源：行政院衛生署國民健康局

縣市	單　　　位	類型	項目	內　　　容
台北市	台大醫學院附設醫院	住院	病房名稱	緩和醫療病房（六A病房）
			成立時間	84年6月
			地　　址	100 台北市中山南路7號
			聯絡人	王浴（護理長）
			電　　話	(02)2356-2256
			傳　　真	(02)23957861
			病房數	一人房：3間，二人房：4間，三人房：2間，共17床
			門診時間	【家庭醫學部】週一下午9診、週五上午3診、週三下午
			費　　用	一人房：3,600元，二人房：1,600元
		居家	聯絡人	侯婉玲
			電　　話	(02)23562878
			傳　　真	(02)23957861
	台北榮民總醫院	住院	病房名稱	大德病房
			成立時間	86年7月
			地　　址	112 台北市石牌路2段201號
			聯絡人	吳彬源（主治醫師）
			電　　話	(02)2871-2121#6211

			(02)2875-7211
		傳　　真	(02)8142-4066
		病 房 數	一人房：1間，二人房：7間，共15床
		門診時間	【家庭醫學科（第一診）安寧療護門診】週一、四下午
		費　　用	一人房：3,000元，二人房：2,100元
	居家	聯絡人	林明慧（主治醫師）
		電　　話	(02)2875-7211
			(02)2875-7460
		傳　　真	(02)8142-4066
台北市立忠孝醫院	住院	病房名稱	祥禾病房
		成立時間	84年7月
		地　　址	115 台北市南港區同德路87號
		聯 絡 人	陳淑廷（安寧病房主任）
		電　　話	(02)2786-1288#6985
		病 房 數	一人房：5間，二人房：4間，共13床
		門診時間	【內科】陳淑廷醫師、李志清醫師週一～週六
		費　　用	一人房：1,200元，二人房：400元
	居家	聯 絡 人	吳惠珍（護理長）
		電　　話	(02)2786-1288#6985
		傳　　真	(02)2788-8492
三軍總醫院	住院	病房名稱	寧境病房

		成立時間	89 年 1 月
		地　　址	114 台北市內湖區成功路二段 325 號
		聯 絡 人	陳嘉珮（秘書）
		電　　話	(02)8792-3311#17916 寧境病房 或 #17140 血液腫瘤科
		傳　　真	(02)8791-2675
		病 房 數	一人房：3 間，二人房：4 間，四人房：1 間，共 15 床
		門診時間	【內湖院區門診血液腫瘤科】謝安台醫師：週二上午；趙祖怡醫師：週三上午；高偉堯醫師週四上午
			【汀洲院區門診血液腫瘤科】高偉堯醫師：週一上午；趙祖怡醫師週二上午；謝安台醫師週三上午；高偉堯醫師週三晚上；趙祖怡醫師週四上午
		費　　用	一人房：3,000 元，二人房：1,000 元。
	居家	聯 絡 人	陳嘉珮（秘書）
		電　　話	(02)8792-3311#17916 寧境病房 或#17140 血液腫瘤科
		傳　　真	(02)8791-2675
台北市立關渡醫院	居家	聯 絡 人	周昭伶（護理師）
		地　　址	112 台北市北投區知行路 225 巷 12 號
		電　　話	(02)2858-7000#6010

			傳　　真	(02)2858-7190
	和信治癌中心醫院	居家	聯 絡 人	王秋雯（助理護理長）
			地　　址	112 台北市北投區立德路 125 號
			電　　話	(02)2897-0011#2580
			傳　　真	(02)2897-2233
台北縣	馬偕紀念醫院	住院	病房名稱	安寧療護教育示範中心
			成立時間	79 年 2 月病房成立，87 年 4 月成立示範中心，原病房遷入該示範中心
			地　　址	251 台北縣淡水鎮民生路 45 號
			聯 絡 人	李英芬（護理長）
			電　　話	(02)2809-4661#3101
			傳　　真	(02)2808-3214
			病 房 數	一人房：12 間，二人房：17 間，三人房：4 間，四人房：1 間，家庭房：1 間，共 63 床
			門診時間	【台北院區】
				賴允亮主任：週三下午、週三晚間、週五上午；陳虹汶醫師：週四上午；陳裕仁醫師：週一下午、週五上午；蘇文浩醫師：週一上午、週二下午
				【淡水院區】

				賴允亮主任：週二下午；陳虹汶醫師：週二上午及下午、週四下午；陳裕仁醫師：週一上午、週五下午；蘇文浩醫師：週四上午
				【其他】
				放射腫瘤科：掛診時間及醫師請洽安寧病房
				腎臟內科：葉瑞圻醫師：台北院區：週一下午
		費　　用		一人房：2,900 元，二人房：1,600 元，家庭房：3,800 元
	居家	聯 絡 人		李英芬（護理長）
		電　　話		(02)2809-4661#3101
		傳　　真		(02)2808-3214
天主教耕莘醫院	住院	病房名稱		聖若瑟之家(五西病房)
		成立時間		83 年 3 月
		地　　址		231 新店市中正路 362 號
		聯 絡 人		陳秋菊（護理長）
		電　　話		(02)2219-3391#5501
		傳　　真		(02)2219-3391#5251
		病 房 數		一人房：2 間，二人房：6 間，共 14 床
		門診時間		【緩和醫療科】江維鏞醫師：週一、三上午，週四下午；黃耀祖醫師週二、六上午，週四下午、晚上

				【中老年科】劉樹泉醫師：週三、四上午，週一、二、五下午
			費　　用	一人房：1,350元，二人房：650元
		居家	聯 絡 人	陳秋菊（護理長）
			電　　話	(02)2219-3391#5501
			傳　　真	(02)2219-3391#5251
	恩主公醫院	居家	聯 絡 人	黃裕雯（安寧居家護理師）
			地　　址	237 台北縣三峽鎮復興路399號12樓安寧居家療護
			電　　話	(02)2672-3456#6257
				(02)2673-0779
			傳　　真	(02)2673-0980
桃園縣	行政院衛生署桃園醫院	住院	病房名稱	安寧病房
			成立時間	86年7月
			地　　址	330 桃園市中山路1492號
			聯 絡 人	高忠恕（主治醫師）
			電　　話	(03)3699721#3521~2 或 3524
			傳　　真	(03)3699721#3528
			病 房 數	一人房：6間，三人房：5間，共21床
			門診時間	【腫瘤科】高忠恕醫師：週二上、下午，週五上午；曾玉華醫師：週一上下、午，週五下午；陳俊偉醫師：週四下午
			費　　用	一人房：2,000元（2床），1,000元（4床）

桃園榮民醫院	住院	病房名稱	安寧病房	
		成立時間	89 年 2 月	
		地　址	330 桃園市成功路三段 100 號	
		聯 絡 人	劉惠清（護理長）	
		電　話	(03)3384160#3331~3	
		傳　真	(03)3314886	
		病 房 數	二人房：2 間，三人房：2 間，共 10 床	
		門診時間	【家庭醫學科】杜俊毅醫師：週一、三上午，及週二夜診	
		費　用	不收差額	
	居家	聯 絡 人	鄭小蕙（護理師）	
		電　話	(03)3384160#2191	
		傳　真	(03)3314886	
新竹市	行政院衛生署新竹醫院	居家	聯 絡 人	繆淑慧
			地　址	300 新竹市經國路一段 442 巷 25 號
			電　話	(03)5326151#5700
			傳　真	(03)5322140
台中市	中山醫學大學附設醫院	住院	病房名稱	安寧病房
			成立時間	89 年 5 月
			地　址	403 台中市建國北路一段 110 號
			聯 絡 人	賴怡伶（代理副護理長）
			電　話	(04)2473-9595#8800
			傳　真	(04)2472-9191

			(04)2473-9595#8808
		病 房 數	一人房：6 間，二人房：3 間，共 12 床
		門診時間	【神經內科門診】周希誠醫師：週一上午、夜診，週五上午，週二、三、四下午
		費　　用	一人房：1,600 元
	居家	聯 絡 人	劉曉菁（居家護理師）
		電　　話	(04)2473-9595#8809
		傳　　真	(04)2472-9191
台中仁愛綜合醫院	住院	病房名稱	緩和醫療病房
		成立時間	89 年 2 月
		地　　址	404 台中市柳川東路三段 36 號
		聯 絡 人	張秀琴（護理長）
		電　　話	(04)2225-5450#725~6
		傳　　真	(04)2225-8786
		病 房 數	一人房：1 間，三人房：3 間，共 10 床
		門診時間	【台中院區】陳嘉瑋醫師：週二、四上午癌症症狀控制特別門診(29 診)；黃勝仁醫師：週三上午疼痛科安寧緩和特別門診(26 診)；陳志強醫師：週四下午家庭醫學科

			|【大里院區】黃勝仁醫師：週二、四下午疼痛科安寧緩和特別門診(26 診)；陳嘉瑋醫師：週三下午癌症症狀控制特別門診(12 診)；曾顯群醫師：週四上午腫瘤科安寧緩和特別門診(61 診)
		費　　用	一人房：700 元
	居家	聯 絡 人	王文瓘（安寧居護理師）
		電　　話	(04)2225-5450#725~6
		傳　　真	(04)2225-8786
行政院衛生署台中醫院	居家	聯 絡 人	郭淑珍（護理督導）、章玉芬（護理長）
		地　　址	403 台中市西區三民路一段 199 號
		電　　話	(04)2229-4411#6568 或 6562
		傳　　真	(04)2223-8991
中國醫藥學院附設醫院	居家	聯 絡 人	莊雅燕
		地　　址	404 台中市育德路 2 號
		電　　話	(04)2205-2121#4246
		傳　　真	(04)2203-8356
台中榮民總醫院	居家	聯 絡 人	杜異珍（護理督導長）
		地　　址	407 台中市中港路三段 160 號
		電　　話	(04)2359-2525#6070
		傳　　真	(04)2374-1367
澄清醫院中港分院	居家	聯 絡 人	王素美（督導）
		地　　址	407 台中市中港路三段 118 號 16F

			電 話	(04)2463-2000#3623
			傳 真	(04)2463-0268
台中縣	光田綜合醫院	居家	聯 絡 人	陳美玲（安寧居家護理師）
			地 址	433 台中縣沙鹿鎮興安里沙田路 117 號
			電 話	(04)2662-5111#2540
			傳 真	(04)2665-5050
	菩提醫院	居家	聯 絡 人	廖曼君
			地 址	412 台中縣大里市中興路二段 621 號
			電 話	(04)2482-9966#108
			傳 真	(04)2485-3185
彰化市	彰化基督教醫院	居家	聯 絡 人	扎昑惠（護理長）、羅春菊（安寧居家護理師）
			地 址	500 彰化市中華路 175 號
			電 話	(04)7225121#2301
			傳 真	(04)7223168
南投縣	埔里基督教醫院	居家	聯 絡 人	蔡佩珊（安寧居家護理師）
			地 址	545 南投縣埔里鎮鐵山路 1 號
			電 話	(049)2912151#3131
			傳 真	(049)2910925
宜蘭縣	蘇澳榮民醫院	居家	聯 絡 人	楊惠美（護理師）
			地 址	270 宜蘭縣蘇澳鎮濱海路一段 301 號
			電 話	(03)9905106#337
			傳 真	(03)9906782

	羅東聖母醫院	居家	聯　絡　人	林瑰藝
			地　　　址	265 宜蘭縣羅東鎮中正南路 160 號
			電　　　話	(03)9544106#6108
			傳　　　真	(03)9544126
花蓮縣（市）	佛教慈濟綜合醫院	住院	病房名稱	心蓮病房
			成立時間	85 年 8 月
			地　　　址	970 花蓮市中央路三段 707 號
			聯　絡　人	王淑貞（護理長）
			電　　　話	(03)8561825#2343
			傳　　　真	(03)8461865
			病　房　數	一人房：2 間，二人房：2 間，四人房：3 間，共 18 床
			門診時間	【家庭醫學科】王英偉醫師：週二、四、六上午；許禮安醫師：週一上午，週三及五下午
			費　　　用	一人房：1,800 元，二人房：700 元
		居家	聯　絡　人	張智容
			電　　　話	(03)8561825#2341
			傳　　　真	(03)8461865
	基督教門諾會醫院	居家	聯　絡　人	侯升雍（居家照護中心組長）
			地　　　址	970 花蓮市民權路 44 號
			電　　　話	(03)8241350
			傳　　　真	(03)8241885

台東縣	馬偕紀念醫院台東分院	居家	聯 絡 人	張白如
			地　　址	950 台東市長沙街 303 巷 1 號
			電　　話	(089)310150#203
			傳　　真	(089)321240
	台東天主教聖母醫院	居家	聯 絡 人	蕭燕菁（護理師）
			地　　址	950 台東市杭州街 2 號號
			電　　話	(089)322833#112
			傳　　真	(089)349907
雲林縣	天主教若瑟醫院	居家	聯 絡 人	林淑芬（安寧居家護理師）
			地　　址	632 雲林縣虎尾鎮新生路 74 號
			電　　話	(05)6337333#2272
			傳　　真	(05)6336333
嘉義市	嘉義基督教醫院	住院	病房名稱	戴德森紀念病房
			成立時間	84 年 10 月
			地　　址	600 嘉義市忠孝路 539 號
			聯 絡 人	陳淑貞（社工組長）
			電　　話	(05)2765041#7178
			傳　　真	(05)2755162
			病 房 數	一人房：2 間，二人房：3 間，三人房：3 間，共 17 床
			門診時間	【放射腫瘤科】馬玉麟醫師；【家庭醫學科】劉明恩醫師
			費　　用	一人房：2,300 元，二人房：1,250 元

		居家	聯　絡　人	陳淑貞（社工組長）
			電　　　話	(05)2765041#7178
			傳　　　真	(05)2755162
	天主教聖馬爾定醫院	住院	病房名稱	懷正紀念病房
			成立時間	91 年 6 月
			地　　　址	600 嘉義市東區大雅路二段 565 號
			聯　絡　人	藍君宴（副護理長）
			電　　　話	(05)2756000#1970 或 1980
			傳　　　真	(05)2788535
			病　房　數	一人房：1 間，二人房：4 間，共 9 床
			門診時間	【疼痛科】黃安年醫師：週一、四下午；【腫瘤科】蕭士銓醫師：週一至週五上午
			費　　　用	一人房：2,500 元，二人房：1,200 元
		居家	聯　絡　人	盧秀杏（居家護理師）
			電　　　話	(05)2756000#3301 或 3308
			傳　　　真	(05)2788535
	嘉義榮民醫院	居家	聯　絡　人	黃美靜（護理師）
			地　　　址	600 嘉義市世賢路二段 600 號
			電　　　話	(05)2359630#3268
			傳　　　真	(05)2361849
嘉義縣	慈濟醫院大林分院	住院	病房名稱	心蓮病房
			成立時間	89 年 11 月
			地　　　址	622 嘉義縣大林鎮民生路 2 號

			聯 絡 人	劉鎮嘉（家庭醫學科主任）
			電 話	(05)2648000#3527~9
			傳 真	(05)2648000#5244
			病 房 數	一人房：2間，二人房：1間，四人房：4間，共20床
			門診時間	【家庭醫學科安寧特別門診】劉鎮嘉醫師：週一、二、五上午，週三下午；陳世琦醫師：週一下午，週三、四、六上午
			費 用	一人房：2,000元，二人房：1,200元
		居家	聯 絡 人	蔡秀美（護理長）
			電 話	(05)2648000#3528~9
			傳 真	(05)2648000#5395
台南市	成功大學醫學院附設醫院	住院	病房名稱	緣恩病房
			成立時間	87年6月
			地 址	704 台南市勝利路138號
			聯 絡 人	舒曼姝（督導長）
			電 話	(06)2353535#3856
			傳 真	(06)2749948
			病 房 數	一人房：2間，二人房：5間，共12床
			門診時間	【一般內科】曹朝榮、蘇五洲、陳彩雲、黃文聰醫師，週一至週六
			費 用	一人房：2,920元，二人房：1,380元
		居家	聯 絡 人	舒曼姝（督導長）

256

			電　　話	(06)2353535#4675
			傳　　真	(06)2749948
	新樓醫院	住院	病房名稱	馬雅各紀念病房
			成立時間	87 年 4 月
			地　　址	701 台南市東門路一段 57 號
			聯 絡 人	謝秀梅（副護理長）
			電　　話	(06)2748316#3155~6
			傳　　真	(06)2748316#3180
			病 房 數	一人房：1 間，二人房：1 間，三人房：2 間，共 9 床
			門診時間	【放射腫瘤科】週三、四上午，週一、五下午【血液腫瘤科】週四上午，週一、三、五下午
			費　　用	一人房：2,300 元，二人房：1,200 元
		居家	聯 絡 人	陳婉媚（護理師）
			電　　話	(06)2748316#1083
			傳　　真	(06)2342710
	行政院衛生署台南醫院	居家	聯 絡 人	陳麗玉（督導）
			地　　址	701 台南市中山路 125 號
			電　　話	(06)2200055#6315
			傳　　真	(06)2269476
台南縣	奇美醫院	居家	聯 絡 人	黃偉修（血液腫瘤科主任）、張賢真（護理師）

			地　　址	710 台南縣永康市中華路 601 號
			電　　話	(06)2812811#7095~6
			傳　　真	(06)2827480
高雄市	高雄榮民總醫院	住院	病房名稱	崇德病房
			成立時間	87 年 11 月
			地　　址	813 高雄市左營區大中一路 386 號
			聯 絡 人	陳如意（家庭醫學科暨安寧病房 主治醫師）
			電　　話	(07)3462121#4903　(07)3468105
			傳　　真	(07)3468345
			病 房 數	一人房：2 間，二人房：6 間，三人房：2 間，共 20 床
			門診時間	【家庭醫學科(第 63 診)】週一至週五上、下午，週六上午
			費　　用	一人房：2,500 元，二人房：1,200 元
		居家	聯 絡 人	杜明勳
			電　　話	(07)3468236
			傳　　真	(07)3461029
	天主教聖功醫院	住院	病房名稱	聖方濟之家
			成立時間	85 年 4 月
			地　　址	802 高雄市建國一路 352 號
			聯 絡 人	林愛貞（護理督導）
			電　　話	(07)2238153#2500

			傳　　　真	(07)2234407
			病 房 數	15 床（含單人房、二人房、四人房）
			門診時間	【家庭醫學科】週一、三、五上午，週二、三、四下午
			費　　　用	一人房：1,500 元，二人房：800 元
		居家	聯 絡 人	林淑華（居家護理師）
			電　　　話	(07)2238153#2241
			傳　　　真	(07)2234407
	高雄市立民生醫院	居家	聯 絡 人	張瑞芳（護理師）
			地　　　址	802 高雄市苓雅區凱旋二路 134 號 10F
			電　　　話	(07)7511131#2502~3
			傳　　　真	(07)7131456
	高雄醫學大學附設中和紀念醫院	居家	聯 絡 人	蔡秋月（護理長）
			地　　　址	807 高雄市三民區十全一路 100 號
			電　　　話	(07)3121101#5364　(07)3208156
			傳　　　真	(07)3122810
屏東市	屏東基督教醫院瑞光院區	住院	病房名稱	傳愛之家
			成立時間	89 年 7 月
			地　　　址	900 屏東市大連路 60 號
			聯 絡 人	吳讚美（護理長）
			電　　　話	(08)7353636#530~1
				(08)7378196
			傳　　　真	(08)7353837

			病 房 數	一人房：1間，二人房：1間，三人房：3間，共12床
			門診時間	【血液腫瘤科門診】薛爾榮醫師：週一下午，週二至週四上午，週五夜間門診；陳育明醫師：週二下午，週四早安門診及上午，週五夜間門診
				【疼痛科門診 】 梁子安醫師：週二、五下午
			費 用	一人房：1,500元，二人房：900元
		居家	聯 絡 人	林月霞
			電 話	(08)7353636#702
			傳 真	(08)7353837
	民眾醫院	居家	聯 絡 人	林麗華（主任）
			地 址	900 屏東市忠孝路 120-1 號
			電 話	(08)7325455#320~1
			傳 真	(08)7653963
澎湖縣	國軍澎湖醫院	居家	聯 絡 人	許蕊（護理長）
			地 址	880 澎湖縣馬公市前寮里 16-8 號
			電 話	(06)9211116#111
			傳 真	(06)9211500

附錄（七）台灣安寧緩和醫療條例

資料來源：台灣安寧照顧協會　網址：

http://www.tacocity.com.tw/l81421/index.htm

中華民國八十九年五月二十三日　立法院三讀通過法案
中華民國九十一年十二月十一日　華總一義字第 09100239020 號令公布
中華民國九十一年十一月二十二日　修正第三、七條
中華民國八十九年六月七日　華總一義字第八九〇〇一三五〇八〇號令公布

條　文

第一條

為尊重不可治癒末期病人之醫療意願及保障其權益，特制定本條例；本條例未規定者，適用其他有關法律之規定。

第二條

本條例所稱主管機關：在中央為行政院衛生署；在直轄市為直轄市政府；在縣（市）為縣（市）政府。

第三條 本條例專用名詞定義如下： 一、安寧緩和醫療：指為減輕或免除末期病人之痛苦，施予緩解性、支持性之安寧醫療照護，或不施行心肺復甦術。 二、末期病人：指罹患嚴重傷病，經醫師診斷認為不可治癒，且有醫學上之證據近期內病程進行至死亡已不可避免者。 三、心肺復甦術：指對臨終、瀕死或無生命徵象之病人，施予氣管內插管、體外心臟按壓、急救藥物注射、心臟電擊、心臟人工調頻、人工呼吸或其他救治行為。 四、意願人：指立意願書選擇安寧緩和醫療全部或一部之人。	本條例專用名詞之定義。

第四條 末期病人得立意願書選擇安寧緩和醫療。 前項意願書，至少應載明下列事項，並由意願人簽署： 一、意願人之姓名、國民身分證統一編號及住所或居所。 二、意願人接受安寧緩和醫療之意願及其內容。 三、立意願書之日期。 　　意願書之簽署，應有具完全行為能力者二人以上在場見證。但實施安寧緩和醫療之醫療機構所屬人員不得為見證人。	一、為尊重末期病人之自主權，規定其得立意願書選擇。 二、第二項規定意願書應載明之內容，以資遵行。 三、第三項規定意願書之簽署，應有具完全行為能力者二人以上在場見證。但實施安寧緩和醫療之醫療機構所屬人員不得為見證人，以昭慎重並免爭議。
第五條 二十歲以上具完全行為能力之人，得預立意願書。前項意願書，意願人得「預立醫療委任代理人」，並以書面載明委任意旨，於其無法表達意願時，由代理人代為簽署。	一、第一項規定得預立意願書之人。 二、第三項規定意願書得委託代理人代為簽署。

第六條 意願人得隨時自行或由其代理人以書面撤回其意願之意思表示。	意願人得隨時自行或由其代理人以書面撤回其選擇安寧緩和醫療之意願，其方式不拘，以保障當事人權益。
第七條 不施行心肺復甦術，應符合下列規定： 一、應由二位醫師診斷確為末期病人。 二、應有意願人簽署之意願書。但未成年人簽署意願書時，應得其法定代理人之同意。前項第一款所定醫師，其中一位醫師應具相關專科醫師資格。末期病人意識昏迷或無法清楚表達意願時，第一項第二款之意願書，由其最近親屬出具同意書代替之。但不得與末期病人於意識昏迷或無法清楚表達意願時明示之意思表示相反前項最近親屬之範圍如下： 　一、配偶。 　二、直系血親卑親屬。 　三、父母。 　四、兄弟姐妹。 　五、祖父母。 　六、曾祖父母或三親等旁系血親。 　七、一親等直系姻親。 　　第三項最近親屬出具同意書，得以一人行之；其最近親屬意思表示不一致時，依前項各款先後定其順序。後順序者已出具同意書時，先順序者如有不同之意思表示，應於不施行心肺復甦術前以書面為之。末期病人符合第一項、第二	一、第一項規定不施行心肺復甦術，應由二位醫師診斷確為末期病人，並取得意願書。未成年人簽署意願書時，應取得其法定代理人同意。 二、第二項規定末期病人昏迷時，則其意願書得由其最近親屬出具同意書代替之。但不得與末期病人於意識昏迷前明示之意思表示相反。 三、參照人體器官移植條例施行

263

項規定不施行心肺復甦術之情形時，原施予之心肺復甦術，得予終止或撤除。	細則第四條立法例，規定最近親屬之範圍及其書面同意之方式及順序。「若直系血親卑親屬有數人，且意見不一致時，以長幼為序。」
第八條 醫師為末期病人實施安寧緩和醫療時，應將治療方針告知病人或其家屬。但病人有明確意思表示欲知病情時，應予告知。	醫師實施安寧緩和醫療時，應將治療方針詳盡告知病人，病人意識昏迷時則應告知家屬，以保障其權益。
第九條 醫師對末期病人實施安寧緩和醫療，應將第四條至第八條規定之事項，詳細記載於病歷；意願書或同意書並應連同病歷保存。	醫師實施安寧緩和醫療，應將病人之意願、符合要件及告知事項等，詳細製作病歷，並將意願書或同意書連同病歷保存，以保障病人之權益並利查考。

第十條 醫師違反第七條規定者，處新臺幣六萬元以上三十萬元以下罰鍰，並得處一個月以上一年以下停業處分或廢止其執業執照。	醫師實施安寧緩和醫療違反規定之處罰。
第十一條 醫師違反第九條規定者，處新台幣三萬元以上十五萬元以下罰鍰。	醫師實施安寧緩和醫療違反規定之處罰。
第十二條 本條例所定之罰鍰、停業及廢止執業執照，由直轄市、縣（市）主管機關處罰之。	本條例所定罰鍰、停業及廢止執業執照之處罰機關。
第十三條 依本條例所處之罰鍰，經限期繳納，屆期未繳納者，移送法院強制執行。	未依限繳納罰鍰之強制執行。
第十四條 本條例施行細則，由中央主管機關定之。	本條例施行細則之訂定機關。
第十五條 本條例自公布日施行。	本條例之施行日期。

附錄（八）預立選擇安寧緩和醫療意願書

資料來源：安寧照顧基金會

http://www.tacocity.com.tw/l81421/index.htm

本人 _____ 若罹患嚴重傷病，經醫師診斷認為不可治癒，而且病程進展

至死亡已屬不可避免，特依安寧緩和醫療條例第四條、第五條及第七條第一項第

二款之規定，作如下之選擇：

一、 願意接受緩解性、支持性之醫療照護。

二、 願意在臨終或無生命徵象時，不施行心肺復甦術（包括氣管內插管、體外心臟按

　　　壓、急救藥物注射、心臟電擊、心臟人工調頻、人工呼吸或其他救治行為）。

立意願人：

　　　　　簽　　名：_____　國民身分證統一編號：_____

　　　　　住（居）所：_____　電話：_____

　

在場見證人（一）：

　　　　　簽　　名：_____　國民身分證統一編號：_____

　　　　　住（居）所：_____　電話：_____

　

在場見證人（二）：

　　　　　簽　　名：_____　國民身分證統一編號：_____

　　　　　住（居）所：_____　電話：_____

　

　中　　華　　民　　國 _____ 年 _____ 月 _____ 日

附註：

1. 安寧緩和醫療條例第四條規定：

『末期病人得立意願書選擇安寧緩和醫療。

前項意願書，至少應載明下列事項，並由意願人簽署：

一、意願人之姓名、國民身分證統一編號及住所或居所。

二、意願人接受安寧緩和醫療之意願及其內容。

三、立意願書之日期。

　　意願書之簽署，應有具完全行為能力者二人以上在場見證。但實施安寧緩和醫療之醫療機構所屬人員不得為見證人。』

2. 安寧緩和醫療條例第五條規定：

『二十歲以上具有完全行為能力之人，得預立意願書。

前項意願書，意願人得預立醫療委任代理人，並以書面載明委任意旨，

於其無法表達意願時，由代理人代為簽署。』

3. 安寧緩和醫療條例第七條規定：

『不施行心肺復甦術，應符合下列規定：

一、應由二位醫師診斷確為末期病人

二、應有意願人簽署之意願書。但未成年人簽署意願書時，應得其法定代理人之同意。前項第一款所定醫師，其中一位醫師應具相關專科醫師資格。末期病人意識昏迷或無法清楚表達意願時，第一項第二款之意願書，由其最近親屬出具同意書代替之。但不得與末期病人於意識昏迷或無法清楚表達意願前明示之意思表示相反。

前項最近親屬之範圍如下：

一、配偶。

二、成人直系血親卑親屬。

三、父母。

四、兄弟姐妹。

五、祖父母。

六、曾祖父母或三親等旁系血親。

七、一親等直系姻親。

第三項最近親屬出具同意書，得以一人行之；其最近親屬意思表示不一致時，依前項各款先後定其順序。後順序者已出具同意書時，先順序者如有不同之意思表示，應於安寧緩和醫療實施前以書面為之。』

附錄（九）不施行心肺復甦術意願書

資料來源：安寧照顧基金會

http://www.tacocity.com.tw/l81421/index.htm

本人 ＿＿＿＿＿＿ 因罹患嚴重傷病，經醫師診斷認為不可治癒，而且病程進展至死亡已屬不可避免，特依安寧緩和醫療條例第四條、第五條及第七條第一項第二款之規定，選擇在臨終或無生命徵象時，不施行心肺復甦術（包括氣管內插管、體外心臟按壓、急救藥物注射、心臟電擊、心臟人工調頻、人工呼吸或其他救治行為）。

立意願人：

　　　　簽　　名：＿＿＿＿＿＿＿　國民身分證統一編號：＿＿＿＿＿＿＿

　　　　住（居）所：＿＿＿＿＿＿＿＿＿＿＿＿電話：＿＿＿＿＿＿＿

在場見證人（一）：

　　　　簽　　名：＿＿＿＿＿＿＿　國民身分證統一編號：＿＿＿＿＿＿＿

　　　　住（居）所：＿＿＿＿＿＿＿＿＿＿＿＿電話：＿＿＿＿＿＿＿

在場見證人（二）：

　　　　簽　　名：＿＿＿＿＿＿＿　國民身分證統一編號：＿＿＿＿＿＿＿

　　　　住（居）所：＿＿＿＿＿＿＿＿＿＿＿＿電話：＿＿＿＿＿＿＿

法定代理人：（本人為未成年人時，法定代理人請簽署本欄）：

　　　　簽　　名：＿＿＿＿＿＿＿　國民身分證統一編號：＿＿＿＿＿＿＿

　　　　住（居）所：＿＿＿＿＿＿＿＿＿＿＿＿電話：＿＿＿＿＿＿＿

醫療委任代理人：（由預立醫療委任代理人代為簽署時，請簽署本欄）：

　　　　簽　　名：＿＿＿＿＿＿＿　國民身分證統一編號：＿＿＿＿＿＿＿

　　　　住（居）所：＿＿＿＿＿＿＿＿＿＿＿＿電話：＿＿＿＿＿＿＿

中　華　民　國＿＿＿＿年＿＿＿＿月＿＿＿＿日

附註：

1. 安寧緩和醫療條例第四條規定：

『末期病人得立意願書選擇安寧緩和醫療。

前項意願書，至少應載明下列事項，並由意願人簽署：

一、意願人之姓名、國民身分證統一編號及住所或居所。

二、意願人接受安寧緩和醫療之意願及其內容。

三、立意願書之日期。

　意願書之簽署，應有具完全行為能力者二人以上在場見證。但實施安寧緩和醫療之醫療機構所屬人員不得為見證人。』

2. 安寧緩和醫療條例第五條規定：

『二十歲以上具有完全行為能力之人，得預立意願書。

前項意願書，意願人得預立醫療委任代理人，並以書面載明委任意旨，

於其無法表達意願時，由代理人代為簽署。』

3. 安寧緩和醫療條例第七條規定：

『不施行心肺復甦術，應符合下列規定：

一、應由二位醫師診斷確為末期病人

二、應有意願人簽署之意願書。但未成年人簽署意願書時，應得其法定代理人之同意。前項第一款所定醫師，其中一位醫師應具相關專科醫師資格。末期病人意識昏迷或無法清楚表達意願時，第一項第二款之意願書，由其最近親屬出具同意書代替之。但不得與末期病人於意識昏迷或無法清楚表達意願前明示之意思表示相反。

前項最近親屬之範圍如下：

一、配偶。

二、成人直系血親卑親屬。

三、父母。

四、兄弟姐妹。

五、祖父母。

六、曾祖父母或三親等旁系血親。

七、一親等直系姻親。

第三項最近親屬出具同意書，得以一人行之；其最近親屬意思表示不一致時，依前項各款先後定其順序。後順序者已出具同意書時，先順序者如有不同之意思表示，應於安寧緩和醫療實施前以書面為之。』

附錄（十）預立不施行心肺復甦術意願書

資料來源：安寧照顧基金會

http://www.tacocity.com.tw/l81421/index.htm

本人 ＿＿＿＿＿＿ 若罹患嚴重傷病，經醫師診斷認為不可治癒，而且病程進展至死亡已屬不可避免，特依安寧緩和醫療條例第四條、第五條及第七條第一項第二款之規定，選擇在臨終或無生命徵象時，不施行心肺復甦術（包括氣管內插管、體外心臟按壓、急救藥物注射、心臟電擊、心臟人工調頻、人工呼吸或其他救治行為）。

立意願人：

　　　　簽　　名：＿＿＿＿＿＿＿　國民身分證統一編號：＿＿＿＿＿＿＿

　　　　住（居）所：＿＿＿＿＿＿＿＿＿＿＿＿＿電話：＿＿＿＿＿＿＿

在場見證人（一）：

　　　　簽　　名：＿＿＿＿＿＿＿　國民身分證統一編號：＿＿＿＿＿＿＿

　　　　住（居）所：＿＿＿＿＿＿＿＿＿＿＿＿＿電話：＿＿＿＿＿＿＿

在場見證人（二）：

　　　　簽　　名：＿＿＿＿＿＿＿　國民身分證統一編號：＿＿＿＿＿＿＿

　　　　住（居）所：＿＿＿＿＿＿＿＿＿＿＿＿＿電話：＿＿＿＿＿＿＿

　　中　　　華　　　民　　　國＿＿＿＿＿年＿＿＿＿＿月＿＿＿＿＿日

附註：

1. 安寧緩和醫療條例第四條規定：

　　『末期病人得立意願書選擇安寧緩和醫療。

　　前項意願書，至少應載明下列事項，並由意願人簽署：

　一、意願人之姓名、國民身分證統一編號及住所或居所。

　二、意願人接受安寧緩和醫療之意願及其內容。

　三、立意願書之日期。

　　意願書之簽署，應有具完全行為能力者二人以上在場見證。但實施安寧緩和醫療之醫療機構所屬人員不得為見證人。』

2.安寧緩和醫療條例第五條規定：

　『二十歲以上具有完全行為能力之人，得預立意願書。

　前項意願書，意願人得預立醫療委任代理人，並以書面載明委任意旨，

　於其無法表達意願時，由代理人代為簽署。』

3.安寧緩和醫療條例第七條規定：

　『不施行心肺復甦術，應符合下列規定：

　一、應由二位醫師診斷確為末期病人

　二、應有意願人簽署之意願書。但未成年人簽署意願書時，應得其法定代理人
　　　之同意。前項第一款所定醫師，其中一位醫師應具相關專科醫師資格。末
　　　期病人意識昏迷或無法清楚表達意願時，第一項第二款之意願書，由其最
　　　近親屬出具同意書代替之。但不得與末期病人於意識昏迷或無法清楚表達
　　　意願前明示之意思表示相反。

　　　前項最近親屬之範圍如下：

　　　一、配偶。

　　　二、成人直系血親卑親屬。

　　　三、父母。

　　　四、兄弟姐妹。

　　　五、祖父母。

　　　六、曾祖父母或三親等旁系血親。

　　　七、一親等直系姻親。

　　　第三項最近親屬出具同意書，得以一人行之；其最近親屬意思表示不一致
　　時，依前項各款先後定其順序。後順序者已出具同意書時，先順序者如有不同
　　之意思表示，應於安寧緩和醫療實施前以書面為之。』

附錄（十一）不施行心肺復甦術同意書

資料來源：安寧照顧基金會

http://www.tacocity.com.tw/l81421/index.htm

本人 _____ 因罹患嚴重傷病，經醫師診斷認為不可治癒，而且病程進展至死亡已屬不可避免，茲因病人已意識昏迷或無法清楚表達意願，乃由同意人依安寧緩和醫療條例第七條第三項之規定，同意在臨終或無生命徵象時，不施行心肺復甦術（包括氣管內插管、體外心臟按壓、急救藥物注射、心臟電擊、心臟人工調頻、人工呼吸或其他救治行為）。

同意人：

　　　簽　　　名：_____ 國民身分證統一編號：_____

　　　住（居）所：_____ 電話：_____

　　　與病人之關係：_____

　　中　　華　　民　　國 _____ 年 _____ 月 _____ 日

附註：

安寧緩和醫療條例第七條規定：

『不施行心肺復甦術，應符合下列規定：

一、應由二位醫師診斷確為末期病人

二、應有意願人簽署之意願書。但未成年人簽署意願書時，應得其法定代理人之同意。

　　前項第一款所定醫師，其中一位醫師應具相關專科醫師資格。

　　前項第一款所定醫師，其中一位醫師應具相關專科醫師資格。

　　具同意書代替之。但不得與末期病人於意識昏迷或無法清楚表達意願前明示之意思表示相反。

前項最近親屬之範圍如下：

一、配偶。二、成人直系血親卑親屬。三、父母。四、兄弟姐妹。五、祖父母。六、曾祖父母或三親等旁系血親。七、一親等直系姻親。第三項最近親屬出具同意書，得以一人行之；其最近親屬意思表示不一致時，依前項各款先後定其順序。後順序者已出具同意書時，先順序者如有不同之意思表示，應於安寧緩和醫療實施前以書面爲之。』

附錄（十二）預立醫療委任代理人委任書

資料來源：安寧照顧基金會

http://www.tacocity.com.tw/l81421/index.htm

茲委任＿＿＿＿＿＿為醫療委任代理人，當本人罹患嚴重傷病，經醫師診斷認為不可治癒，且病程進展至死亡已屬不可避免而本人無法表達意願時，同意由委任代理人依安寧緩和醫療條例第五條第二項之規定，代為簽署『選擇安寧緩和醫療意願書』或『不施行心肺復甦術意願書』。

立意願人：

　　　　　簽　　名：＿＿＿＿＿＿＿　國民身分證統一編號：＿＿＿＿＿＿＿＿＿

　　　　　住（居）所：＿＿＿＿＿＿＿＿＿＿＿＿＿電話：＿＿＿＿＿＿＿

委任代理人：

　　　　　簽　　名：＿＿＿＿＿＿＿　國民身分證統一編號：＿＿＿＿＿＿＿＿＿

　　　　　住（居）所：＿＿＿＿＿＿＿＿＿＿＿＿＿電話：＿＿＿＿＿＿＿

後補委任代理人（一）：

　　　　　簽　　名：＿＿＿＿＿＿＿　國民身分證統一編號：＿＿＿＿＿＿＿＿＿

　　　　　住（居）所：＿＿＿＿＿＿＿＿＿＿＿＿＿電話：＿＿＿＿＿＿＿

後補委任代理人（二）：

　　　　　簽　　名：＿＿＿＿＿＿＿　國民身分證統一編號：＿＿＿＿＿＿＿＿＿

　　　　　住（居）所：＿＿＿＿＿＿＿＿＿＿＿＿＿電話：＿＿＿＿＿＿＿

　　中　　華　　民　　國＿＿＿＿＿年＿＿＿＿＿月＿＿＿＿＿日

附註：
1.　安寧緩和醫療條例第五條規定：『二十歲以上具有完全行為能力之人，得預立意願書。前項意願書，意願人得預立醫療委任代理人，並以書面載明委任意旨，於其無法表達意願時，由代理人代為簽署。』
2.　當委任代理人因故無法代為簽署選擇安寧緩和醫療意願書時，後補代理人得依序代理之。

附錄（十三）新版手術‧麻醉同意書

○○醫院（診所）手術同意書

＊基本資料

病人姓名＿＿＿＿＿＿＿＿＿＿＿＿＿＿＿＿＿＿＿＿＿＿

病人出生日期＿＿＿＿＿年＿＿＿＿＿月＿＿＿＿＿日

病人病歷號碼＿＿＿＿＿＿＿＿＿＿＿＿＿＿＿＿＿＿＿＿

手術主治醫師姓名＿＿＿＿＿＿＿＿＿＿＿＿＿＿＿＿＿＿

一、擬實施之手術（如醫學名詞不清楚，請加上簡要解釋）

　　1. 疾病名稱：

　　2. 建議手術名稱：

　　3. 建議手術原因：

二、醫師之聲明

　　1. 我已經儘量以病人所能瞭解之方式，解釋這項手術之相關
　　　　資訊，特別是下列事項：

　　　　□ 需實施手術之原因、手術步驟與範圍、手術之風險及成
　　　　　　功率、輸血之可能性

　　　　□ 手術併發症及可能處理方式

　　　　□ 不實施手術可能之後果及其他可替代之治療方式

　　　　□ 預期手術後，可能出現之暫時或永久症狀

　　　　□ 如另有手術相關說明資料，我並已交付病人

2. 我已經給予病人充足時間，詢問下列有關本次手術的問題，並給予答覆：

（1）---

（2）---

（3）---

手術主治醫師簽名：　　　　　日期：　　年　　　月　　　日

　　　　　　　　　　　　　　時間：　　時　　　分

三、病人之聲明

1. 醫師已向我解釋，並且我已經瞭解施行這個手術的必要性、步驟、風險、成功率之相關資訊。

2. 醫師已向我解釋，並且我已經瞭解選擇其他治療方式之風險。

3. 醫師已向我解釋，並且我已經瞭解手術可能預後情況和不進行手術的風險。

4. 我瞭解這個手術必要時可能會輸血；我□同意　□不同意輸血。

5. 針對我的情況、手術之進行、治療方式等，我能夠向醫師提出問題和疑慮，並已獲得說明。

6. 我瞭解在手術過程中，如果因治療之必要而切除器官或組織，醫院可能會將它們保留一段時間進行檢查報告，並且在之後會謹慎依法處理。

7. 我瞭解這個手術可能是目前最適當的選擇，但是這個手術無法保證一定能改善病情。

基於上述聲明，我同意進行此手術。

立同意書人簽名：　　　　　　　　關係：病患之

住址：　　　　　　　　　　　　　電話：

日期：　　　年　　　月　　　日　時間：　　　時　　　分

見證人：　　　　　　　　　　　　簽名：

日期：　　　年　　　月　　　日　時間：　　　時　　　分

附註：

一、一般手術的風險

    1. 肺臟可能會有一小部分塌陷失去功能，以致增加胸腔感染的機率，此時可能需要抗生素和呼吸治療。

    2. 腿部可能產生血管栓塞，並伴隨疼痛和腫脹。凝結之血塊可能會分散並進入肺臟，造成致命的危險，惟此種情況並不常見。

    3. 因心臟承受壓力，可能造成心臟病發作，也可能造成中風。

    4. 醫療機構與醫事人員會盡力為病人進行治療和手術，但是手術並非必然成功，仍可能發生意外，甚至因而造成死亡。

二、立同意書人非病人本人者，「與病人之關係欄」應予填載與病人之關係。

三、見證人部分，如無見證人得免填載。

○○醫院（診所）手術同意書
Hospital (Clinic) Anesthesia Consent Form

＊基本資料

病人姓名＿＿＿＿＿＿＿＿＿＿＿＿＿＿＿＿＿＿＿＿＿＿

病人出生日期＿＿＿＿＿＿年＿＿＿＿＿＿月＿＿＿＿＿＿日

病人病歷號碼＿＿＿＿＿＿＿＿＿＿＿＿＿＿＿＿＿＿＿＿

手術主治醫師姓名＿＿＿＿＿＿＿＿＿＿＿＿＿＿＿＿＿＿

一、擬實施之麻醉（如醫學名詞不清楚，請加上簡要解釋）

　　1. 外科醫師施行手術名稱：

　　2. 建議麻醉方式：

二、醫師之聲明

　　1. 我已經為病人完成術前麻醉評估之工作。

　　2. 我已經儘量以病人所能瞭解之方式，解釋麻醉之相關資訊，特別是下列事項：

　　　□麻醉之步驟。

　　　□麻醉之風險。

　　　□麻醉後，可能出現之症狀。

　　　□如另有麻醉相關說明資料，我並已交付病人。

　　3. 我已經給予病人充足時間，詢問下列有關本次手術涉及之麻醉問題，並給予答覆：

（1）..

（2）..

（3）..

手術主治醫師簽名：　　　　日期：　　年　　月　　日

三、病人之聲明

　　1. 我了解為順利進行手術，我必須同時接受麻醉，以解除手術所造成之痛苦及恐懼。

　　2. 麻醉醫師已向我解釋，並且我已了解施行麻醉之方式及風險。

　　3. 我已了解附註之麻醉說明書。

　　4. 針對麻醉之進行，我能夠向醫師提出問題和疑慮，並已獲得說明。

基於上述聲明，我同意進行此手術。

立同意書人簽名：　　　　　　關係：病患之

住址：　　　　　　　　　　　電話：

日期：　　年　　月　　日　　時間：　　時　　分

見證人：　　　　　　　　　　簽名：

日期：　　年　　月　　日　　時間：　　時　　分

附註：麻醉說明書

一、由於您的病情，手術是必要的治療，而因為手術，您必需同時接受麻醉，除輔助手術順利施行外，可以使您免除手術時

的痛苦和恐懼，並維護您生理功能之穩定，但對於部分接受
麻醉之病人而言，或全身麻醉，或區域麻醉，均有可能發生
以下之副作用及併發症：

1. 對於已有或潛在性心臟血管系統疾病之病人而言，於手術
　中或麻醉後較易引起突發性急性心肌梗塞。

2. 對於已有或潛在性心臟血管系統或腦血管系統疾病之病人
　而言，於手術中或麻醉後較易發生腦中風。

3. 緊急手術，或隱瞞進食，或因腹內壓高（如腸阻塞、懷孕
　等）之病人，於執行麻醉時有可能導致嘔吐，因而造成吸
　入性肺炎。

4. 對於特異體質之病人，麻醉可引發惡性發燒（這是一種潛
　在遺傳疾病，現代醫學尚無適當之事前試驗）。

5. 由於藥物特異過敏或因輸血而引致之突發性反應。

6. 區域麻醉有可能導致短期或長期之神經傷害。

7. 其他偶發之病變。

二、立同意書人非病人本人者，「與病人之關係欄」應予填載與病
　人之關係。

三、見證人部分，如無見證人得免填載。

附錄（十四）紐倫堡綱領

ニュールンベルク綱領〔1947年〕

資料來源：http://www.apionet.or.jp/~niss/days/nyurun.html

1. 医学的研究においては、その被験者の自発的同意が本質的に絶対に必要である。このことは、その人が同意することができる法的能力を持っていなければならず、暴力、ペテン、欺き、脅迫、騙し、あるいはその他の表面には現れない形での強制や威圧を受けることなく、理解した上での間違いのない決断を下すのに十分な知識と包括的な理解を持って、自由に選択できる状況の下で、被験者となる人が自発的同意を与えるべきであること、を意味している。そのためには、医学的研究の対象とされている人から確定的な同意を受理する前に、研究の性質、期間、目的、実施方法や手段、被験者となったために起こり得ると考えられるすべての不自由さや危険、健康や人格に対する影響について、医学的研究の対象とされている人は、知らされる必要がある。同意の内容が妥当なものであるかどうかを確かめる責任は、実験を開始し、指導し、あるいは実施する各個人にある。これは、実施責任者が難を逃れて他の人に責任を押しつけることのできない実施責任者個人の義務であり、責任である。

2. 実験は、他の研究方法や手段では得られず、かつ行き当たりばったりの無益な性質のものではなく、社会的善のための実り多い結果をもたらすべきものでなくてはならない。

3. 実験は、動物実験の結果に基づき、かつ病気本来の由来を理解し、また期待される結果がその実験の遂行を正当化するよ

うな研究において、直面した他の問題についての知識をふま
えた上で計画して行うべきである。

4. 実験は、すべての不必要な肉体的・精神的苦痛や障害を起こ
さないように行われなくてはならない。

5. 死亡や機能不全を生じる障害を引き起こすことがあらかじ
め予想される理由がある場合には、その実験を行ってはなら
ない。ただし、実験する医師自身も被験者となる実験の場合
は、おそらく例外としてよいだろう。

6. 許容されうる危険の程度は、その実験で解決されるべき問題
の人道的重要さの程度を上回ってはならない。

7. 被験者に傷害、機能不全や死をもたらすような僅かな可能性
からですら被験者を守るべく、適切な準備をし、十分な設備
を整えなければならない。

8. 実験は、科学的有資格者によってのみ実施されなくてはなら
ない。実験を指導し実施する人にとっては、すべての実験段
階を通じて最高度の技術と細心の注意が必要である。

9. 実験の進行中に、被験者にとって実験の続行が耐えられない
程の肉体的、精神的な状態に達した場合には、随意に実験を
中止して貰えなければならない。

10. 自分に求められる誠実さ、優れた技術、注意深い判断に基づ
いて、実験の継続によって被験者に傷害、機能不全や死をも
たらすだろうと推測するに足る理由がある場合には、実施責
任者は実験の途中でいつでも実験を中止する心構えでなけ
ればならない。

附錄（十五）赫爾辛基宣言（ヘルシンキ宣言）

資料來源：「患者の権利」資料集の

資料來源：http://www.apionet.or.jp/~niss/days/siryou.html

http://www.apionet.or.jp/~niss/days/herushi.html

2000 年 10 月（日本医師会訳）ヒトを対象とする医学研究の倫理的原則

1964 年 6 月、フィンランド、ヘルシンキの第 18 回 WMA 総会で採択
1975 年 10 月、東京の第 29 回 WMA 総会で修正
1983 年 10 月、イタリア、ベニスの第 35 回 WMA 総会で修正
1989 年 9 月、香港、九龍の第 41 回 WMA 総会で修正
1996 年 10 月、南アフリカ共和国、サマーセットウエストの第 48 回
WMA 総会で修正
2000 年 10 月、英国、エジンバラの第 52 回 WMA 総会で修正

A. 序言

1. 世界医師会は、ヒトを対象とする医学研究に関わる医師、その他の関係者に対する指針を示す倫理的原則として、ヘルシンキ宣言を発展させてきた。ヒトを対象とする医学研究には、個人を特定できるヒト由来の材料及び個人を特定できるデータの研究を含む。

2. 人類の健康を向上させ、守ることは、医師の責務である。医師の知識と良心は、この責務達成のために捧げられる。

3. 世界医師会のジュネーブ宣言は、「私の患者の健康を私の第一の関心事とする」ことを医師に義務づけ、また医の倫理の国際綱領は、「医師は患者の身体的及び精神的な状態を弱める影響をもつ可能性のある医療に際しては、患者の利益のためにのみ行動すべきである」と宣言している。

4. 医学の進歩は、最終的にはヒトを対象とする試験に一部依存せざるを得ない研究に基づく。

5. ヒトを対象とする医学研究においては、被験者の福利に対する配慮が科学的及び社会的利益よりも優先されなければならない。

6. ヒトを対象とする医学研究の第一の目的は、予防、診断及び治療方法の改善並びに疾病原因及び病理の理解の向上にある。最善であると証明された予防、診断及び治療方法であっても、その有効性、効果、利用し易さ及び質に関する研究を通じて、絶えず再検証されなければならない。

7. 現在行われている医療や医学研究においては、ほとんどの予防、診断及び治療方法に危険及び負担が伴う。

8. 医学研究は、すべての人間に対する尊敬を深め、その健康及び権利を擁護する倫理基準に従わなければならない。弱い立場にあり、特別な保護を必要とする研究対象集団もある。経済的及び医学的に不利な立場の人□が有する特別のニーズを認識する必要がある。また、自ら同意することができないまたは拒否することができない人□、強制下で同意を求められるおそれのある人□、研究からは個人的に利益を得られない人□及びその研究が自分のケアと結びついている人□に対しても、特別な注意が必要である。

9. 研究者は、適用される国際的規制はもとより、ヒトを対象とする研究に関する自国の倫理、法及び規制上の要請も知らなければならない。いかなる自国の倫理、法及び規制上の要請も、この宣言が示す被験者に対する保護を弱め、無視することが許されてはならない。

B. すべての医学研究のための基本原則

10. 被験者の生命、健康、プライバシー及び尊厳を守ることは、医学研究に携わる医師の責務である。

11. ヒトを対象とする医学研究は、一般的に受け入れられた科学的原則に従い、科学的文献の十分な知識、他の関連した情報源及び十分な実験並びに適切な場合には動物実験に基づかなければならない。

12. 環境に影響を及ぼすおそれのある研究を実施する際の取扱いには十分な配慮が必要であり、また研究に使用される動物の生活環境も配慮されなければならない。

13. すべてヒトを対象とする実験手続の計画及び作業内容は、実験計画書の中に明示されていなければならない。この計画書は、考察、論評、助言及び適切な場合には承認を得るために、特別に指名された倫理審査委員会に提出されなければならない。この委員会は、研究者、スポンサー及びそれ以外の不適当な影響を及ぼすすべてのものから独立であることを要する。この独立した委員会は、研究が行われる国の法律及び規制に適合していなければならない。委員会は進行中の実験をモニターする権利を有する。研究者は委員会に対し、モニターの情報、特にすべての重篤な有害事象について情報を報告する義務がある。研究者は、資金提供、スポンサー、研究関連組織との関わり、その他起こり得る利害の衝突及び被験者に対する報奨についても、審査のために委員会に報告しなければならない。

14. 研究計画書は、必ず倫理的配慮に関する言明を含み、またこの宣言が言明する諸原則に従っていることを明示しなければならない。

286

15. ヒトを対象とする医学研究は、科学的な資格のある人によって、臨床的に有能な医療担当者の監督下においてのみ行われなければならない。被験者に対する責任は、常に医学的に資格のある人に所在し、被験者が同意を与えた場合でも、決してその被験者にはない。

16. ヒトを対象とするすべての医学研究プロジェクトは、被験者または第三者に対する予想し得る危険及び負担を、予見可能な利益と比較する注意深い評価が事前に行われていなければならない。このことは医学研究における健康なボランティアの参加を排除しない。すべての研究計画は一般に公開されていなければならない。

17. 医師は、内在する危険が十分に評価され、しかもその危険を適切に管理できることが確信できない場合には、ヒトを対象とする医学研究に従事することを控えるべきである。医師は、利益よりも潜在する危険が高いと判断される場合、または有効かつ利益のある結果の決定的証拠が得られた場合には、すべての実験を中止しなければならない。

18. ヒトを対象とする医学研究は、その目的の重要性が研究に伴う被験者の危険と負担にまさる場合にのみ行われるべきである。これは、被験者が健康なボランティアである場合は特に重要である。

19. 医学研究は、研究が行われる対象集団が、その研究の結果から利益を得られる相当な可能性がある場合にのみ正当とされる。

20. 被験者はボランティアであり、かつ十分説明を受けた上でその研究プロジェクトに参加するものであることを要する。

21. 被験者の完全無欠性を守る権利は常に尊重されることを要する。被験者のプライバシー、患者情報の機密性に対する注

意及び被験者の身体的、精神的完全無欠性及びその人格に関
する研究の影響を最小限に留めるために、あらゆる予防手段
が講じられなければならない。

22. ヒトを対象とする研究はすべて、それぞれの被験予定者に対
して、目的、方法、資金源、起こり得る利害の衝突、研究者
の関連組織との関わり、研究に参加することにより期待され
る利益及び起こり得る危険並びに必然的に伴う不快な状態
について十分な説明がなされなければならない。対象者はい
つでも報復なしに、この研究への参加を取りやめ、または参
加の同意を撤回する権利を有することを知らされなければ
ならない。対象者がこの情報を理解したことを確認した上
で、医師は対象者の自由意志によるインフォームド・コンセ
ントを、望ましくは文書で得なければならない。文書による
同意を得ることができない場合には、その同意は正式な文書
に記録され、証人によって証明されることを要する。

23. 医師は、研究プロジェクトに関してインフォームド・コンセ
ントを得る場合には、被験者が医師に依存した関係にあるか
否か、または強制の下に同意するおそれがあるか否かについ
て、特に注意を払わなければならない。もしそのようなこと
がある場合には、インフォームド・コンセントは、よく内容
を知り、その研究に従事しておらず、かつそうした関係から
まったく独立した医師によって取得されなければならない。

24. 法的無能力者、身体的若しくは精神的に同意ができない者、
または法的に無能力な未成年者を研究対象とするときに
は、研究者は適用法の下で法的な資格のある代理人からイン
フォームド・コンセントを取得することを要する。これらの
グループは、研究がグループ全体の健康を増進させるのに必
要であり、かつこの研究が法的能力者では代替して行うこと

が不可能である場合に限って、研究対象に含めることができる。

25. 未成年者のように法的無能力であるとみられる被験者が、研究参加についての決定に賛意を表することができる場合には、研究者は、法的な資格のある代理人からの同意のほかさらに未成年者の賛意を得ることを要する。

26. 代理人の同意または事前の同意を含めて、同意を得ることができない個人被験者を対象とした研究は、インフォームド・コンセントの取得を妨げる身体的／精神的情況がその対象集団の必然的な特徴であるとすれば、その場合に限って行わなければならない。実験計画書の中には、審査委員会の検討と承認を得るために、インフォームド・コンセントを与えることができない状態にある被験者を対象にする明確な理由が述べられていなければならない。その計画書には、本人あるいは法的な資格のある代理人から、引き続き研究に参加する同意をできるだけ早く得ることが明示されていなければならない。

27. 著者及び発行者は倫理的な義務を負っている。研究結果の刊行に際し、研究者は結果の正確さを保つよう義務づけられている。ネガティブな結果もポジティブな結果と同様に、刊行または他の方法で公表利用されなければならない。この刊行物中には、資金提供の財源、関連組織との関わり及び可能性のあるすべての利害関係の衝突が明示されていなければならない。この宣言が策定した原則に沿わない実験報告書は、公刊のために受理されてはならない。

C. メディカル・ケアと結びついた医学研究のための追加原則

28. 医師が医学研究をメディカル・ケアと結びつけることができるのは、その研究が予防、診断または治療上価値があり得るとして正当であるとされる範囲に限られる。医学研究がメディカル・ケアと結びつく場合には、被験者である患者を守るためにさらなる基準が適用される。

29. 新しい方法の利益、危険、負担及び有効性は、現在最善とされている予防、診断及び治療方法と比較考量されなければならない。ただし、証明された予防、診断及び治療方法が存在しない場合の研究において、プラシーボまたは治療しないことの選択を排除するものではない。

30. 研究終了後、研究に参加したすべての患者は、その研究によって最善と証明された予防、診断及び治療方法を利用できることが保障されなければならない。

31. 医師はケアのどの部分が研究に関連しているかを患者に十分説明しなければならない。患者の研究参加の拒否が、患者と医師の関係を断じて妨げるべきではない。

32. 患者治療の際に、証明された予防、診断及び治療方法が存在しないときまたは効果がないとされているときに、その患者からインフォームド・コンセントを得た医師は、まだ証明されていないまたは新しい予防、診断及び治療方法が、生命を救い、健康を回復し、あるいは苦痛を緩和する望みがあると判断した場合には、それらの方法を利用する自由があるというべきである。可能であれば、これらの方法は、その安全性と有効性を評価するために計画された研究の対象とされるべきである。すべての例において、新しい情報は記録され、また適切な場合には、刊行されなければならない。この宣言の他の関連するガイドラインは、この項においても遵守されなければならない。

附錄（十六）病患權利宣言（日文版）

資料來源：「患者の権利」資料集 http://www.apionet.or.jp/~niss/days/siryou.html
http://www.apionet.or.jp/~niss/days/syouten.html

患者の権利章典　　　　　〔1973年アメリカ病院協会〕

アメリカ病院協会は、以下の患者の諸権利を尊重することがよ
り効果的な患者のケア並びに患者、その医師及び病院組織のよ
り大きな満足に貢献するという期待を持って、患者の権利章典
を発表する。さらに、当協会は、これらの権利が治療過程の必
要不可欠の部分として患者のために病院によって支持されるこ
とを期待してこれらの権利を発表する。医師と患者との間の個
人的な関係（personal relationship）が適切な医療ケアにとって必
須であることは認識されている。伝統的な医師—患者関係は、ケ
アが組織的に施されるとき、新たな局面を迎える。判例は、医
療機関もまた患者に対する責任を負うことを確立している。こ
れらの、諸要素の承認のもとに、これらの権利が確認されるの
である。

1. 患者は、思いやりのある、丁重なケアを受ける権利を有する。
2. 患者は、自分の診断・治療・予後について完全な新しい情報
を自分に十分理解できる言葉で伝えられる権利がある。その
ような情報を患者に与えることが医学的見地から適当でな
いと思われる場合は、本人に代わる適当な人につたえられね
ばならない。患者は、自分に対するケアを調整する責任を持
つ医師は誰であるか、その名前を知る権利がある。
3. 患者は、何らかの処置や治療を始める前に、インフォームド
・コンセントを与えるのに必要な情報を医師から受ける権
利がある。緊急時を除いて、そのようなインフォームド・コ

　　ンセントのための情報は少なくとも特定の処置や治療、医学
　　上重大なリスクや無能力状態がつづくと予想される期間を
　　含まなければならない。ケアや治療について医学的にみて有
　　意義な代替の方策がある場合、あるいは患者が医学的にほか
　　にも方法があるなら教えてほしいと言った場合は、患者はそ
　　のような情報を受け取る権利を持っている。患者は、処置や
　　治療について責任を有する人の名前を知る権利を有する。

4. 患者は、法が許す範囲で治療を拒絶する権利があり、またその場合には医学的にどういう結果になるかを知らされる権利を有する。

5. 患者は、自分が医療のケアプログラムに関連して、自己のプライバシーについてあらゆる配慮を求める権利がある。症例検討や専門医の意見を求めることや検査や治療は秘密を守って慎重に行われなくてはならない。ケアに直接関わる者以外は、患者の許可なくその場に居合わせてはならない。

6. 患者は自分のケアに関する全ての連絡や記録が守秘されることを期待する権利を有する。

7. 患者は病院がその能力の範囲において、患者のサービスについての要求に応えることを期待する権利を有する。病院は症例の救急度に応じて診察やサービスや他医への紹介などを行わなくてはならない。転院が医学的に可能な場合でも、転院がなぜ必要かと言うことと転院しない場合にどういう代案があるかということについて完全な情報と説明とを受けた後でなければ、他施設への移送が行われてはならない。転院を頼まれた側の施設は、ひとまずそれを受け入れなくてはならない。

8. 患者は、かかっている病院が自分のケアに関する限りどのような保健医療施設や教育機関と関係を有しているかに関する情報受け取る権利を有している。患者は、自分を治療して

いる人たちの間にどのような専門職種としての相互の関わり合いが存在するかについての情報を得る権利を有する。
9. 病院側がケア治療に影響を与える人体実験を企てる意図がある場合は、患者はそれを通報され権利があり、また、その種の研究プロジェクトへの参加を拒否する権利を有している。
10. 患者は、ケアの合理的な継続性を期待する権利を有する。患者は、予約時間は何時で医師は誰で診療はどこで行われるかをあらかじめ知る権利を有する。患者は、退院後の継続的なケアについて、医師またはその代理者から知らされる仕組みを病院が備えていることを期待する権利を有する。
11. 患者は、どこが医療費を支払うにしても請求書を点検し説明を受ける権利を有する。
12. 患者は、自分の患者としての行動に適用される病院の規定・規則を知る権利を有する。

　権利章典が、患者が期待する権利の有するところの治療を患者に保証するものではない。病院は疾病の予防及び治療ばかりでなく、医療関係者及び患者の教育並びに臨床研究を遂行するための多くの機能を持っている。これら全ての活動は、患者に対する多大な配慮とともに、そして、とりわけ患者の人間としての尊厳の承認を伴って行われなければならない。こうした尊厳の承認が、患者の諸権利の擁護を保証するのである。

附錄（十七）心智障礙者權利宣言

資料來源：聯合國社會政策及發展部（Division for Social Policy and Development）
http://disable.yam.com/understand/un/50yrs02.htm
中華民國智障者家長總會 http://www.papmh.org.tw/anno/anno-all.htm

前言：

　　本宣言乃重申對聯和國憲章所宣佈的人權、基本自由、和平、尊重人格尊嚴與價值和社會正義等原則的信心；並為協助心智障礙者發展其在各個不同活動領域的能力，盡可能協助他們過正常的生活而制定。

　　聯合國大會於 1971 年 12 月 20 日公佈此宣言，並要求各國採取國內和國際行動，保證用這個宣言為共同基礎和根據，來保障心智障礙者的權利。

宣言內容：

1. 心智障礙者所享有的權利，盡最大可能範圍內與其他的人相同。
2. 心智障礙者有權享有適當的醫藥照顧和物理治療，並接受可以發展其能力和最大潛能的教育、復健和各方面指導。
3. 心智障礙者有權享有經濟的安全和適當的生活水準。並且有權充分發揮其能力，進行生產工作，或從事任何其他有意義的職業。
4. 心智障礙者於可能時，應與其親屬或養父母同住，並參與社區生活。同住的家庭應給予補助。如須由機構照顧時，應盡

可能在接近正常生活的環境和其他情況下提供這類照顧。

5. 心智障礙者於必要時，有權獲得合格監護人，以保護其個人的福利與權益。

6. 心智障礙者不得遭受剝削、虐待和侮辱。如因犯罪而被起訴時，應充分顧及其在智力上所能負責的程度，按照適當的法律處理。

7. 心智障礙者因有嚴重障礙而不能明確行使各項權利時，或必須將一部份或全部權利加以限制或剝奪時。用以限制或剝奪權利的程序務須含有適當的法律保障，以免發生流弊。這種程序必須以合格專家對心智障礙者所具社會能力的評估為根據，並應定期加以檢查。還可向更高級的主管單位訴請覆核。

附錄（十八）台灣住院安寧療護設置基準

資料來源：安寧基金會 網址：http://www.hospice.org.tw/research/hospital.htm

	條文	說明
第一條	為促進安寧住院療護業務之健全發展，確保服務品質，特訂定本基準。	本基準之宗旨
第二條	本準則所稱安寧療護病房，係指為提供安寧療護服務，於醫院內所設置，具相當獨立區隔之病房。	安寧療護病房之定義
第三條	適應住院安寧療護之病患，須經專科醫師之診斷與轉介。	目前以罹患惡性腫瘤之末期病人為主
第四條	住院安寧療護應提供病患及其家屬綜合性、連續性之照護服務。	安寧療護之對象與原則
第五條	住院安寧療護須以醫師為主導之團隊方式提供服務，應置醫師、護理及社會工作人員，並應置營養、藥事諮詢人員，另得視需要設置臨床心理工作、職能與物理治療及不同宗教靈性等人員。前項人員應受過相關之訓練，並定期接受在職訓練。	安寧療護病房工作人員之規定
第六條	安寧療護病房所提供之靈性照顧、生活、家庭及社區支持系統等非醫療服務，其人力、經費得由志工組織、公益團體、社會福利機構贊助，或由受照顧者及服務提供者負擔等方式因應。	安寧療護病房得提供靈性照顧等其他非醫療服務
第七條	安寧療護病房設置基準如下表	

項目	設置標準
一、人員	
（一）醫師	應置專責主治醫師一人以上。 應二十四小時均有醫師可應諮詢、診察。 專責醫師需接受八十小時以上之安寧療護相關教育訓練(含四十小時以上之實習)。
（二）護理人員	每一床應置護理人員一人以上。 需接受八十小時以上之安寧療護相關教育訓練。（含二十小時以上之實習）。
（三）病患服務員	每三床應置病患服務員一人，或相當質、量之志工人員。 應接受適當之教育。
（四）社會工作人員	應置專責社會工作人員一人以上。 需接受一百小時以上之安寧療護相關教育訓練。（至少含四十小時之實習）。
（五）其他人員	應置營養、藥事諮詢人員，另得視需要設置臨床心理工作、職能與物理治療及不同宗教靈性等專業人員及志工。
二、病房服務設施	
（一）病房	應設病室並符合左列規定： 1.　病室內應設洗手間。 2.　平均每床面積（不含浴廁）至少 7.5 平方公尺。 3.　床尾與牆壁間之距離至少 1.2 公尺。 4.　床邊與鄰床之距離至少 1.0 公尺。

	5. 床邊與牆壁之距離至少 0.8 公尺。
	6. 每床應有床欄及調節高度之裝置。
	7. 每床應具有床頭櫃及與護理站之呼叫器。
	8. 兩人或多人床之病室，應備有隔離視線的屏障物。
	9. 病室門寬至少為 100 公分。
	10. 每一病室至多設四床。
	應設護理站，並具有左列設備：
	11. 準備室、工作台及治療車。
	12. 病歷記錄、藥品及醫療儀器存放櫃。
	13. 推床。
	14. 輪椅。
	15. 污物處理設備。
	其他設施：
	16. 衛生設備及淋浴設備（應有扶手及緊急呼叫系統）。
	17. 洗澡機。
	18. 日常活動場所，按病床數計，平均每床應有 4.5 平方公尺以上。
	19. 面談室及配膳室。
	20. 可供瞻仰遺體及家屬度過急性哀傷、進行宗教儀式之場所。
	21. 被褥、床單存放櫃及雜物之貯藏設施。

	22. 空調設備。
	23. 視需要設置音樂治療、藝術治療、芳香治療、志工工作室等。
(二) 設備	應具備以下儀器設備： 輸液幫浦、病患自控式止痛裝置、床旁便盆器、氧氣設備、抽吸設備、翻身／擺位器材及各式枕頭與床墊、超音波噴霧器、搬運推床、躺臥型輪椅及床旁洗頭器具等。

國家圖書館出版品預行編目

拒絕延命治療與安寧療護之探討 / 蔣蕙芬著. -- 一版
臺北市：秀威資訊科技, 2005 [民 94]
面；　　公分. -- 參考書目：面
ISBN 978-986-7263-69-8（平裝）
1. 臨終關懷
2. 安寧照顧

419.7　　　　　　　　　　　　　　94017349

 社會科學類　AF0028

拒絕延命治療與安寧療護之探討

作　　者 / 蔣蕙芬
發 行 人 / 宋政坤
執行編輯 / 李坤城
圖文排版 / 劉逸倩
封面設計 / 羅季芬
數位轉譯 / 徐真玉　沈裕閔
圖書銷售 / 林怡君
網路服務 / 徐國晉
出版印製 / 秀威資訊科技股份有限公司
　　　　　台北市內湖區瑞光路 583 巷 25 號 1 樓
　　　　　電話：02-2657-9211　　　　傳真：02-2657-9106
　　　　　E-mail：service@showwe.com.tw
經 銷 商 / 紅螞蟻圖書有限公司
　　　　　台北市內湖區舊宗路二段 121 巷 28、32 號 4 樓
　　　　　電話：02-2795-3656　　　　傳真：02-2795-4100
　　　　　http://www.e-redant.com

2006 年 7 月 BOD 再刷
定價：360 元

讀 者 回 函 卡

感謝您購買本書，為提升服務品質，煩請填寫以下問卷，收到您的寶貴意見後，我們會仔細收藏記錄並回贈紀念品，謝謝！

1.您購買的書名：＿＿＿＿＿＿＿＿＿＿＿＿＿＿＿＿＿

2.您從何得知本書的消息？

　　□網路書店　□部落格　□資料庫搜尋　□書訊　□電子報　□書店

　　□平面媒體　□ 朋友推薦　□網站推薦　□其他＿＿＿＿＿

3.您對本書的評價：(請填代號　1.非常滿意 2.滿意 3.尚可 4.再改進)

　　封面設計＿＿＿　版面編排＿＿＿　內容＿＿＿　文/譯筆＿＿＿　價格＿＿＿

4.讀完書後您覺得：

　　□很有收獲　□有收獲　□收獲不多　□沒收獲

5.您會推薦本書給朋友嗎？

　　□會　□不會，為什麼？＿＿＿＿＿＿＿＿＿＿＿＿＿＿＿＿＿

6.其他寶貴的意見：＿＿＿＿＿＿＿＿＿＿＿＿＿＿＿＿＿＿

＿＿＿＿＿＿＿＿＿＿＿＿＿＿＿＿＿＿＿＿＿＿＿＿＿＿

＿＿＿＿＿＿＿＿＿＿＿＿＿＿＿＿＿＿＿＿＿＿＿＿＿＿

＿＿＿＿＿＿＿＿＿＿＿＿＿＿＿＿＿＿＿＿＿＿＿＿＿＿

讀者基本資料

姓名：＿＿＿＿＿＿＿＿＿　年齡：＿＿＿＿　性別：□女 □男

聯絡電話：＿＿＿＿＿＿＿＿　E-mail：＿＿＿＿＿＿＿＿＿

地址：＿＿＿＿＿＿＿＿＿＿＿＿＿＿＿＿＿＿＿＿＿＿

學歷：□高中(含)以下　　□高中　　□專科學校　　□大學

　　　□研究所(含)以上 □其他＿＿＿＿＿＿＿

職業：□製造業 □金融業 □資訊業 □軍警 □傳播業 □自由業

　　　□服務業 □公務員 □教職　 □學生 □其他＿＿＿＿＿

To：114

台北市內湖區瑞光路 583 巷 25 號 1 樓

秀威資訊科技股份有限公司　　　收

寄件人姓名：

寄件人地址：□□□

(請沿線對摺寄回,謝謝!)

秀威與 BOD

BOD（Books On Demand）是數位出版的大趨勢,秀威資訊率先運用 POD 數位印刷設備來生產書籍,並提供作者全程數位出版服務,致使書籍產銷零庫存,知識傳承不絕版,目前已開闢以下書系:

一、BOD 學術著作—專業論述的閱讀延伸
二、BOD 個人著作—分享生命的心路歷程
三、BOD 旅遊著作—個人深度旅遊文學創作
四、BOD 大陸學者—大陸專業學者學術出版
五、POD 獨家經銷—數位產製的代發行書籍

BOD 秀威網路書店：www.showwe.com.tw
政府出版品網路書店：www.govbooks.com.tw

永不絕版的故事・自己寫・永不休止的音符・自己唱